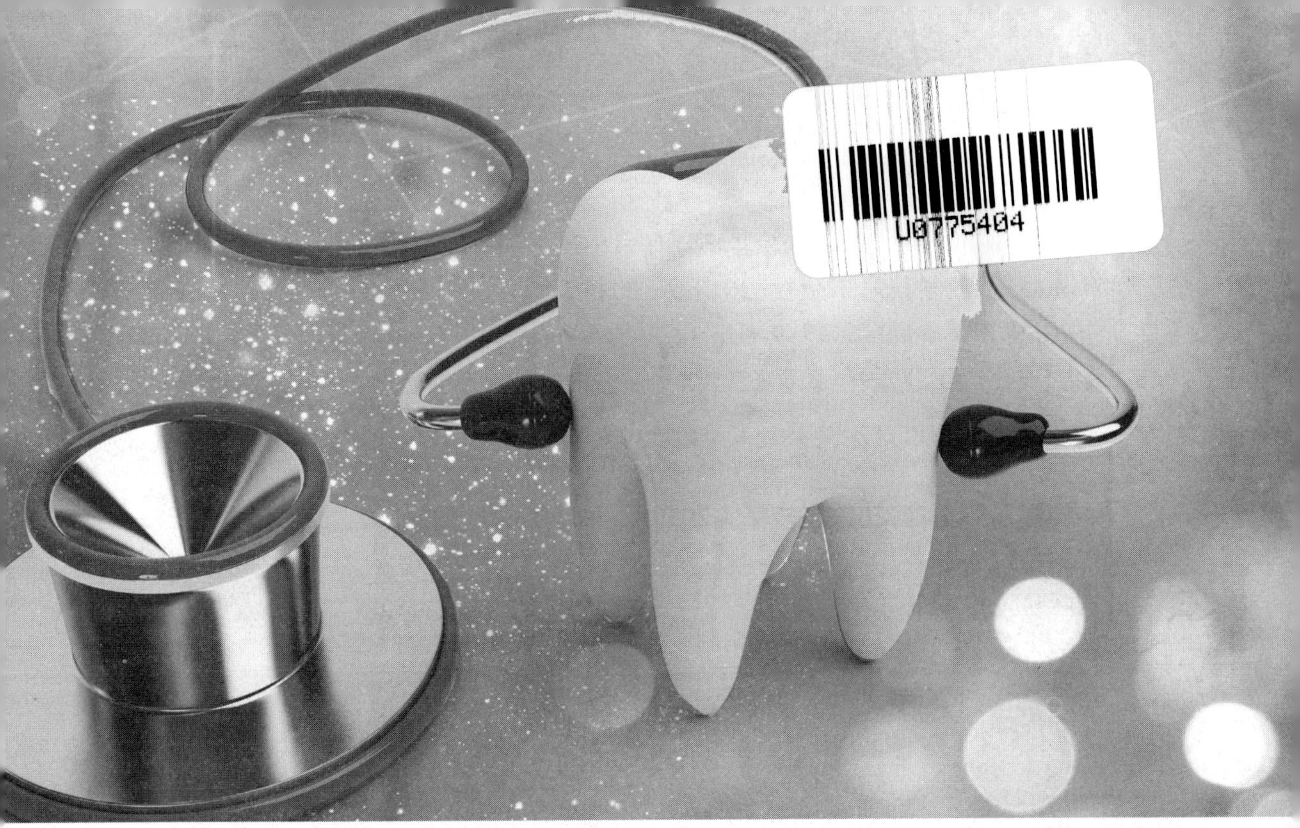

口腔医学与健康管理

KOUQIANGYIXUEYUJIANKANGGUANLI

主编 姜琳琳 李 宁 魏小琪

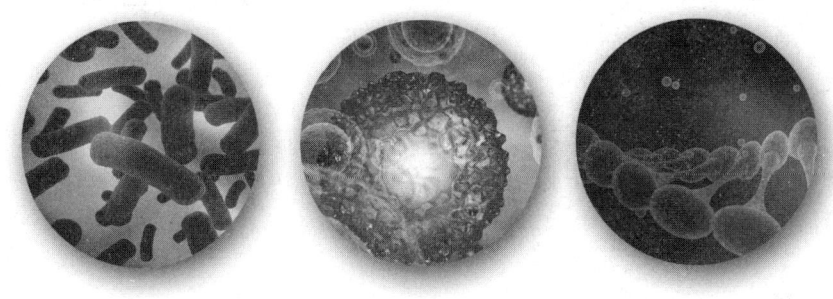

江西·南昌

江西科学技术出版社

图书在版编目（CIP）数据

口腔医学与健康管理/姜琳琳,李宁,魏小琪主编. --南昌：江西科学技术出版社,2019.6（2023.7重印）
ISBN 978-7-5390-6845-9

Ⅰ.①口… Ⅱ.①姜…②李…③魏… Ⅲ.①口腔疾病-诊疗 Ⅳ.①R78

中国版本图书馆CIP数据核字（2019）第125096号

国际互联网（Internet）地址：
http://www.jxkjcbs.com
选题序号：KX2019048
图书代码：B19080-102

口腔医学与健康管理	姜琳琳　李宁　魏小琪　主编

出版发行	江西科学技术出版社
社址	南昌市蓼洲街2号附1号 邮编：330009　电话：（0791）86623491　86639342（传真）
印刷	永清县晔盛亚胶印有限公司
经销	各地新华书店
开本	787 mm×1092 mm　1/16
字数	174千字
印张	10.5
版次	2019年6月第1版　2023年7月第2次印刷
书号	ISBN 978-7-5390-6845-9
定价	59.80元

赣版权登字-03-2019-160
版权所有　侵权必究
（赣科版图书凡属印装错误，可向承印厂调换）

前 言

口腔是人体的重要组成部分,是消化系统的起端,主要由唇、颊、舌、腭、涎腺、牙和颌骨等所组成,具有咀嚼、吞咽、言语和感觉等功能,并维持着颌面部的正常形态。人的一生中有两副牙齿,一副是乳牙,有 20 颗,一副是恒牙,为 28~32 颗。

很多因素可干扰口腔健康,妨碍其行使正常功能,使人的外貌形象和社会交往受到影响。此外,口腔疾病还可直接或间接影响全身健康,影响生命质量。为了推动我国居民重视口腔健康、普及口腔保健知识、改善口腔保健行为、提高口腔健康水平,特编写《口腔医学与健康管理》。

目 录

第一章　牙周组织疾病　　1

第一节　牙周病的病因 / 1

第二节　牙龈病 / 28

第二章　牙周病的基础治疗　　45

第一节　牙周病的药物治疗 / 63

第二节　牙周病的手术治疗 / 77

第三章　口腔黏膜病　　96

第一节　口腔黏膜病概论 / 96

第二节　口腔黏膜感染性疾病 / 132

第三节　口腔黏膜变态反应性疾病 / 150

第一章 牙周组织疾病

第一节 牙周病的病因

一、牙菌斑为牙周病的始动因素

牙周病的病因比较复杂,是由多方面的因素造成的,可分为局部因素和全身因素两个方面。局部因素具有相当重要的作用,现已公认牙菌斑中的细菌及其产物是引起牙周病的始动因素,但它又受其他局部因素的影响和全身因素的调控,宿主防卫在牙周病病因中亦占有重要地位。

1. 牙菌斑的分类

龈上菌斑:位于龈缘以上的牙面,直接暴露于口腔,易受食物机械作用和咀嚼摩擦作用的影响,也易受唾液冲洗和宿主防御成分的影响,故在不进食和睡眠时形成较快。

龈下菌斑:位于龈缘以下,分布在龈沟或牙周袋内,与牙周组织破坏关系密切。

2. 牙菌斑作为牙周病始动因子的证据

牙周病是菌斑微生物引起的感染疾病,菌斑微生物是引发牙周病的始动因子,是造成牙周破坏的必须因素。口腔卫生不良、菌斑聚集多者,牙周病的患病率明显高于口腔卫生好者。临床上采用机械清除牙菌斑的方法,例如,洁治、刮治、根面平整等,可使牙龈炎症和肿胀消退,出血、溢脓停止,对阻止牙周破坏十分有效,甚至可促进修复。采用抗菌药物,例如,甲硝唑、替硝唑、螺旋霉素、四环素、氯己定等对治疗牙龈炎和牙周炎均有效。

虽然没有牙菌斑就没有牙周病已为大家所公认,但发病与否还决定于宿主的抵抗力。局部促进因素由牙石、白垢、食物嵌塞、创伤性药盒、解剖缺陷或异常、不良习惯、医源性因素等。医师在做任何口腔治疗时都必须时刻注意对牙周组织的影响,以免造成不应产生的医源性牙周疾病。

3. 全身促进因素

多年来不少学者研究全身因素与牙周病的关系,表明全身因素在牙周疾病病因中起作用。①内分泌功能紊乱与牙周病的发生发展有关,它们能改变牙周组织对菌斑等刺激物的反应。②青春期、妊娠期、月经期的内分泌变化,可改变牙周组织对病原刺激因素的反应性,加重牙龈的炎症变化,出现青春期、妊娠期龈炎或妊娠期龈瘤等。③糖尿病是牙周病的危险因素之一,患者常伴有一系列口腔症状。④急性白血病患者由于抗感染能力降低发生牙周破坏者多见,常见的口腔表征是牙龈显著肥大肿胀、龈缘溃疡和坏死、龈组织松软脆弱而有自发性出血,应引起口腔科医师的重视。⑤营养不良可影响牙周组织的生长发育和代谢。⑥长期服用治疗癫痫或三叉神经痛的药物苯妥英钠,可使原来已有炎症的牙龈发生纤维性增生。⑦吸烟是人类疾病的一个重要病因。据报道,慢性龈炎、急性坏死性龈炎的流行,以及牙周病的严重程度,在吸烟者身上均有所增高。除以上全身促进因素外,一些全身性疾病,如艾滋病及其他因素,如精神压力等都与牙周病发病有关。

牙周病是世界范围内的常见病、多发病,所以,及早预防、早期发现、早期诊断、早期治疗十分重要。

二、牙周病的病因及临床治疗研究进展

牙周病指的是发生于牙龈、牙周膜等牙齿支持组织的慢性炎症性疾病。牙周病患病率较高,据有关调查报道,我国儿童、青少年牙周病患病率可高达90%,我国成年人牙周病患病率可高达97%,是严重影响成年人生活质量的口腔疾病之一。牙周病病因复杂,不仅与口腔内菌斑微生物、牙石、口腔环境的人为改变等局部因素相关,也与患者社会心理状况、内分泌失调、吸烟等全身因素有关。本文现就牙周病病因及临床治疗做以综述如下,以供同道参阅。

(一)牙周病病因

1. 口腔局部因素

(1)菌斑微生物

菌斑微生物一直被认为是牙周病发病的始动因素。菌斑微生物黏附在牙齿表面

后与宿主发生的免疫反应是造成牙周组织病变的主要原因。随着现代检验技术的发展,对菌斑微生物成分的研究越来越多,目前认为菌斑微生物多数为以厌氧菌为主的细菌混合感染,各种牙周病均是以某一种或两种优势菌为主,多种细菌共同作用并干扰机体防御系统、破坏牙周组织所致,如牙龈紫质单胞菌感染是牙周急性感染的主要致病菌,齿垢密螺旋体是慢性牙周感染的优势菌。

(2)牙石

牙石主要指沉积于牙齿表面的已矿化菌斑。一般根据牙石沉积的部位、性质可将其分为龈上、龈下牙石两大类。前者多数位于牙龈缘以上,肉眼可见,以牙颈部较多,上颌磨牙颊侧、下颌前牙舌侧最多。后者位于牙龈缘以下,或牙周袋、龈袋内根面,一般肉眼见不到,需探针探查方能知晓牙石沉积具体部位及量多少。牙石的形成不仅影响了口腔卫生,而且为菌斑微生物创造了细菌滋生、繁殖、黏附的良好环境,为牙周病发病提供了前提条件。

(3)口腔环境的人为改变

口腔环境的人为改变主要指戴可摘义齿等。有文献报道,戴义齿年限>1年的成年患者口腔内厌氧菌检出率明显较健康人高,这表明戴义齿与牙周病发病密切相关。戴可摘义齿时,口腔内原有定居数量或种类发生改变,口腔内微生物群落平衡被打破,菌斑、牙石更易沉积而诱发牙周病变。与此同时,基牙负荷较未戴义齿时增加也易导致牙周移位等改变。

(4)其他

口腔内食物嵌塞、牙齿不良修复物、创伤性咬合等因素也是导致牙周病的病因之一。

2. 全身因素

(1)社会心理状况

据有关文献报道,生活受挫、婚姻出现矛盾、药瘾发作、精神压力大、考试、经济拮据等状况下的人群急性坏死性牙龈炎的发病率明显提高,这说明精神因素是牙周病发病的重要诱因之一。

(2)内分泌失调

由于单从细菌学角度无法完全解释牙周病发病机制,而人的精神因素又可诱发牙周病,这引发了不少学者从内分泌学角度探讨牙周病发病机制。有研究报道过量糖皮质激素可促进牙周细菌对牙周组织的侵入,加重牙周病变;白细胞介素1β及前列腺素E2是促进牙周病发展的介导因子。

(3) 吸烟

目前已有不少研究证实吸烟是引发牙周病的高危因素。吸烟引起牙周病的主要致病机理有如下几点：①吸烟可影响龈下微生物环境。吸烟时口腔内的缺氧环境更利于厌氧菌生长、繁殖。②吸烟可降低机体免疫力。吸烟者体内 IgG2 水平降低，更易发生病原菌侵袭、牙周损伤，同时吸烟可抑制机体白细胞趋化、吞噬等功能，从而影响牙周组织修复功能。

（二）治疗进展

1. 基础治疗

主要指应用机械方法除去牙石、菌斑，以消除菌斑微生物对牙龈造成的刺激作用，具体治疗方法包括龈上洁治术、根面平整术等。牙周基础治疗是治疗牙周病的关键的第一步，只有彻底的清除牙周组织的菌斑、结石等牙周异物，才能为有效地控制牙周病创造条件。如今，控制菌斑仍然是牙周病治疗成功的关键，是牙周病治疗的核心，机械的洁刮治和根面平整(Scaling and Root Planing, SRP)配合口腔卫生措施仍是牙周病治疗的金标准。轻度牙龈炎可经洁治术后恢复正常，而中重度牙周病则多数还需进行创伤性牙石清除、平衡牙合等治疗。对明显松动患牙，除基础治疗、平衡牙合治疗外还需经牙周夹板固定患牙、形成相邻咀嚼群体以分散患牙受力、减轻患牙损伤。

2. 药物治疗

单纯基础治疗疗效往往受患者患牙本身解剖条件、操作者技术水平、牙周袋深度等影响，故在基础治疗外多数需辅以药物治疗以巩固基础治疗疗效、阻断牙周病发展。根据药物作用范围可将药物治疗分为全身用药、局部用药两个方面。

（1）全身用药

全身用药可在将牙周袋内细菌杀灭同时通过血液循环抑制入侵牙周以外区域的细菌、杜绝细菌的袋内再定植，主要药物包括硝基咪唑类、四环素类、青霉素类、大环内酯类及传统中成药等。

（2）硝基咪唑类

硝基咪唑类药物以甲硝唑在牙周病中应用最早最广泛。甲硝唑应用剂型包括甲硝唑棒及缓释剂，前者已经大量研究证实对口腔内绝大多数厌氧菌有效；后者近些年才开始于临床应用，但其能有效保持牙龈沟内药物抑菌浓度、作用持久，且无明显损害性炎症发生，能达到良好临床疗效。仅次于甲硝唑的硝基咪唑类药物主要有替硝唑、奥硝唑等，其中奥硝唑的抑菌作用强而持久、毒副作用小，将有可能成为牙周病治疗中抗厌氧菌治疗的首选药物。

(3)四环素类

四环素类药物对患者胃肠道刺激较大,易引起牙齿色素沉着,应用相对受限。目前在临床应用较多的四环素类药物主要有多西环素、米诺环素等。应用四环素类药物时尤其应注意以下几点。①不宜与含铁盐、钙盐、铝盐的药物或食物同服,以防四环素药物与之反应而影响疗效。②哺乳期妇女、妊娠期妇女及<8岁的儿童禁止服用。③长期服用有二重感染可能。

(4)青霉素类及大环内酯类

牙周病治疗中青霉素类以阿莫西林应用最为多见,主要用于坏死性牙龈炎、重度牙周炎、顽固性牙周炎等治疗;大环内酯类以阿奇霉素应用最为广泛,其对多数口腔厌氧菌、革兰氏阳性菌有效。

(5)中药及中成药

中医上牙周病属于"牙宣"范畴,主要指牙龈肿痛、牙龈萎缩、出血、牙根宣露等病症。牙周病病机主要与患者气血不足、胃火上炎、肾气亏虚有关,治疗上也以扶正固本、辨证论治为原则,主张滋阴补肾、苦寒泻火。现代药理学已证实许多中药成分有防治牙周病的疗效,如大黄所含蒽醌衍生物能抑制中间普氏菌、牙龈卟啉单胞菌等致病菌繁殖;黄芩不仅能抑制牙周致病菌生长、定植,使牙周病始动不能,而且能降低白介素-8所致粒细胞浸润、阻止粒细胞脱颗粒;肉桂有消炎镇痛、抵抗厌氧菌、真菌等作用,适合局部用药;五倍子在微碱性、缺氧环境中可抑制牙龈卟啉单胞菌等致病菌生长,而对牙周定居菌群,如血链球菌无明显抑制,可维持牙周微生物生态平衡。在临床上应用相对广泛的中成药主要有补肾固齿丸,该药在六味地黄丸基础上研制而成,能疏通牙周组织的微循环状况、增加牙骨质密度,并最终起到保龈固齿的疗效。目前已有大量文献证实该中药丸剂可改善牙周炎临床症状。

3.局部用药

局部用药则可有效控制、维持药物释放浓度、时间,以减轻全身用药不良反应及减少耐药性。局部用药是全身用药的有效补充,是最合理的给药途径。目前临床上常用的应用于牙周局部的药物有米诺环素凝胶、甲硝唑凝胶、氯己定膜、盐酸多西环素凝胶等。

4.新技术、材料的应用

(1)高压氧治疗

有不少动物实验证实高压氧可增加牙龈血流量、改善牙周组织微循环。部分学者将其引入临床治疗,研究表明经高压氧治疗的患者牙周组织恢复良好。这充分证实了高压氧治疗牙周病的临床可行性及有效性。高压氧在牙周病治疗中具有广阔应用与发展的前景。

(2) 激光治疗

激光治疗也是近些年兴起的新型治疗方法,主要应用激光包括 Nd:YAG、Er:YAG 及 CO2 激光。其中 CO2 激光可对口腔内种植体进行消毒,且不会对种植体造成损害,目前在种植体治疗中应用相对广泛。由于激光治疗疗效与摄入深度、时间等有关,在操作过程中尤其应注意把握好激光治疗的时间、强度,以免对正常组织造成损害。

(3) 正畸及光固化复合树脂的应用

牙周病患者多数合并有牙齿移位、偏斜、松动等症状,易发生咬合创伤而致牙齿畸形。在牙周基础治疗外,近些年越来越多临床学者配合以固定正畸治疗,以使移位松动牙齿复位、提高牙齿咬合质量。光固化复合树脂目前主要应用于牙齿美容固定,此材料美观、有效,可在稳固固定牙齿同时对前牙进行美容修复,具有很广阔的应用前景。

(4) 组织工程再生治疗

近年来,随着生物工程学、再生医学和现代干细胞的飞速发展,采用组织工程技术再生组织或器官的研究也发展迅速,这为牙周再生术打开了新的突破口,随着纳米技术的发展,纳米支架材料逐步运用于组织工程研究。另外,快速成型技术的兴起和发展为制备个性化的、与牙周缺损相适应的特异性生物支架材料提供了有力工具。釉基质蛋白在牙周组织再生中的研究还在逐步深入,许多国内外学者通过临床和动物实验探求釉基质蛋白的促牙周组织再生功效,由于理想的临床效果和生物相容性,使其有较好的应用前景。

三、牙周病的相关因素研究进展

牙周病(Periodontaldisease)已经被世界卫生组织列入非传染性疾病,因为它是可以引起身体其他器官组织发生病理改变的重要的潜在的危险因素,包括仅累及牙龈组织的牙龈病(Gingivaldisease)和波及深层牙周组织(牙周膜、牙槽骨、牙骨质)的牙周炎(Periodontitis)两大类疾病。

加重期和静止期交替出现在牙周炎的病程发展过程中,构成牙菌斑生物膜的主力军—细菌性群体中的优势厌氧菌数量、种类、构成与牙周炎发生发展有直接关系。引起牙周病的元凶莫过于牙菌斑生物膜(Dentalplaque Biofilm)内的细菌性群体及它们的代谢产物,作为牙周病的始动因素并不能完全解释牙周病的严重性和复杂性。其他局部刺激因素和全身各因素的影响和协同作用,虽然发病机制尚未十分明了,但亦发挥着不可忽视的作用。

（一）铁与牙周病

铁与牙周病的进程可分析为以下几方面：①在感染性疾病中铁从巨噬细胞和肝细胞中释放明显受阻，病原体通过阻断铁通道被认为是先天免疫的一个重要环节；②有研究表明，铁代谢不平衡使细菌和真菌易繁殖；③近年研究发现，铁离子浓度的增高能够明显影响成骨细胞的生物活性，即在高铁状态下成骨细胞会出现其增殖下降、成骨活性指标下降、凋亡指标升高、钙结节数量下降等变化。成骨细胞通过调节铁离子的释放来维持细胞内铁离子的平衡，并可减少铁离子介导的氧化应激对细胞的损害，近年的研究认为铁代谢与骨代谢有相关性，即铁过载可导致骨量减少甚至骨质疏松。已证实铁螯合剂具有改善去势大鼠骨质疏松的作用，铁调素（一种可降铁的类激素）也被用于防治围绝经期或绝经后妇女骨质疏松症的研究；④研究已证实慢性牙周炎患牙局部确实存在铁过载，且铁离子的浓度与 RANKL 的浓度之间存在正相关的关系，提示铁离子可能通过 OPG/RANKL/RANK 系统轴调节破骨细胞的分化成熟，促进牙槽骨的吸收，同时已有研究证明铁过载与骨质疏松症之间有密切相关性；⑤铁是一种重要的微量营养素，在携氧过程中发挥重要作用并对多种酶活性起催化作用。机体含铁量的变化直接引起三羧酸循环中含铁酶的变化，导致三羧酸循环作用下一系列环节的代谢紊乱，如氧的运输、储存、电子的传递、氧化还原等，导致机体组织器官发生病理改变；⑥骨细胞的许多生理代谢过程都需要铁的参与；⑦尽管免疫细胞和分子的正常功能都需要铁，但铁过载可引起免疫力下降并因此增加感染易感性；⑧铁能够为感染发展过程起推波助澜作用的重要原因是铁不仅为人体代谢提供营养，也能够为细菌增长代谢提供营养从而促进细菌增殖生长；⑨机体炎症因子诱导铁蛋白的合成，致使红细胞外铁蛋白增加，引起红细胞内铁向红细胞外转移流失，造成红细胞功能障碍使得组织缺氧，进一步加重炎症的发展。

（二）低氧与牙周病

首先，牙周的特殊生理环境决定着牙周组织易发生缺血、缺氧。①生理条件下，牙周膜的血流供应本就较牙髓或脑组织较低，当其在颌力作用下，血流量更易减少。对大鼠和犬的实验性颌创伤动物模型进行组织病理学观察显示，在机械压力作用下，牙周膜毛细血管出现暂时性受阻，并有血栓形成而引起局部缺血，同时可见血管重建和牙槽骨吸收。②牙周细菌大多数为厌氧菌，牙周炎症导致牙周袋的形成，为这些细菌提供理想的温度、pH 环境、下降的氧张力和氧化还原电势（Eh）及细菌生长必需的营养源。③厌氧菌、颌创伤、吸烟等都是使牙周袋和牙周组织相对缺血和缺氧的原因。第二，因局部炎性细胞和组织代谢增强引起的耗氧量增加与氧供给失调也是导致牙周炎局部组织低氧的原因之一。第三，低氧状态会明显抑制白细胞的抗菌活性，从而使氧气依赖性白细胞防御机制遭到削弱。

（三）骨质疏松与牙周病

骨质疏松症和牙周疾病都是骨吸收疾病，人们推测骨质疏松症可能是牙周病的发展的一个危险因素，反之亦然。分别存在于成骨细胞和破骨细胞中的碱性磷酸酶（ALP）和酸性磷酸酶（AcP）与骨代谢密切相关。ALP活动被发现在牙周韧带比其他结缔组织活跃。人们猜测疏松症相关的骨质密度降低可能会加速牙槽骨吸收引起的牙周炎，导致促进牙周细菌入侵。入侵的细菌也可能改变骨组织的正常的体内平衡，增加机体监测活动和对局部和系统性骨质密度减少产生直接影响（释放的毒素）和/或间接机制（炎性介质的释放）。骨细胞和免疫系统细胞有许多共享的分子表明免疫系统和骨组织之间存在多个连接。进一步了解牙周炎症与骨质流失的机制也将有助于揭示在生理和病理条件下免疫细胞对骨的影响。

在特定的牙周微生态环境中，微生物组成和数量是不一致的，不仅微生物之间存在着广泛的相互作用，微环境对微生物也具有调节作用。牙周组织是机体的一部分，同时又生存于特殊的口腔环境中，与牙周微生物及牙周微环境共同组建了动态而稳定的牙周的微生态动态平衡的牙周微生态系是保持牙周组织健康的关键，一方改变都会打破这种平衡，牙周微生态失衡，机体容易致病。以上分析希望能为牙周炎的预防、诊断及治疗提供理论支持。

四、牙周病的预防和口腔健康

牙周病是指发生在牙支持组织（牙周组织）的疾病，包括仅累及牙龈组织的牙龈病和波及深层牙周组织（牙周膜、牙槽骨、牙骨质）的牙周炎两大类。牙周疾病是常见的口腔疾病，也是危害人类牙齿和全身健康的主要口腔疾病。牙周病主要可以分为龈炎、牙周炎、牙周创伤、青少年牙周炎和牙周萎缩等，传统的方法治疗牙周病往往存在着损坏牙周的美观度，从而影响患者的形象，而在治疗和预防牙周病的过程中需要不断进行技术的革新，从保障治疗效果的前提下完成对牙周病的治疗，这样既能够达到治疗目的，同时还能够达到保持牙形象效果。

（一）资料与方法

1. 一般资料

取本院自2012年3月—2013年12月间进行牙周病治疗的80例患者进行研究，选取的患者男性占39例，年龄为12~78岁之间，平均年龄为$(36.5±13.8)$岁，女性占41例，年龄为12~76岁之间，平均年龄为$(38.1±14.3)$岁，所有患者均出现牙龈炎症症状，部分患者探诊出血，另外还有部分患者出现牙周袋，初诊时给予CPI评分统计调查。

2. 方法

针对所选取的患者开展口腔健康教育,从正确刷牙做起,然后改善饮食习惯,从根本上实现对牙周病患者进行治疗,治疗过程中指导患者开展定期洁治及有效含漱液等方法的使用,帮助患者建立起良好的口腔卫生保护习惯,另外开展口腔健康教育不仅要求在治疗期间需要患者遵循相应的口腔保健规则,出院治愈之后也要形成良好的习惯,从而使得达到教育的效果。最后对所有患者进行治疗之后给予CPI评分,比较治疗前后的得分差异得出结论。

3. CPI判断评分标准

0分标准:患者牙龈健康;1分标准:患者患有牙龈炎,据探针探测之后出现出血症状;2分标准:经过探针探测诊断为早期的牙周病,探针黑色部分全部露在牙龈的龈袋外,且龈袋深度约为4~5 mm;4分标准:经诊断为晚期牙周病,探针黑色部分被牙龈边缘全部覆盖,牙周袋的深度达到6 mm或者以上;X标准:少于2颗牙功能存在;9分标准:无法进行检查,此时不进行数据记录。

4. 统计学方法

本次研究的所有数据均采用SPSS18.0统计软件进行处理,计量资料采用均数±标准差($\bar{x}\pm s$)表示,计数资料采用数(n)与率(%)表示,计量资料比较采用t检验,计数资料比较采用X^2检验,以$P<0.05$为差异性有统计学意义的标准。

(二)结果

经过调查研究,研究调查结果如表1-1所示。所选取的患者存在年龄段不同,牙周病存在的比例不相同。牙结石和牙龈炎发病例数为25例,占据比例为31.25%,其中牙龈炎发病率最高的是16岁的青少年组,牙结石发病率最高的组别是18岁以后患者。所有患者对牙周病的治疗前后的CPI评价治疗前的CPI指数为(2.35±0.74)分,治疗后(0.81±1.06)分,治疗前后差异显著($P<0.05$)具有统计学意义。

表1-1 治疗前后牙周病CPI对比统计表

治疗时间段	得分范围段(分)	平均得分
治疗前	1~9	2.35±0.74
治疗后	0~2	0.81±1.06
T	-	3.20
P	-	<0.05

注:以$P<0.05$具有统计学意义。

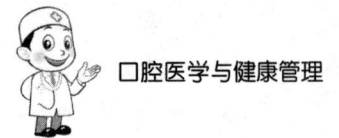

(三)讨论

近年来,对于牙周病的预防工作越发受到重视,随着人们生活水平的提高,对健康的要求也逐渐有所提升。也有了现在的牙周病三级预防机制,首先,第一级的预防机制是明确指出要减少当前牙周病患者的新增例数,主要方式是对所有的患者开展口腔健康教育,并且指导牙周病患者做好康复工作,最终达到消除菌斑或其他致病因子的目的。其次,则是帮助人们建立起良好的饮食习惯及保护口腔的习惯,从根本上让人们掌握正确刷牙方法,最终达到提高宿主的抗病毒能力。最后,则是做好口腔的定期检查,并通过检查给予人们口腔健康教育,使得人们建立起口腔保护意识,从治疗转变为预防状态。

开展口腔健康教育可以有效地改善牙周疾病,值得临床的应用和推广。

五、牙周病局部药物治疗的新进展

(一)四环素类抗生素

四环素类抗生素是一类具有共同母核——氢化骈四苯的广谱抗生素,研究表明,四环素均能有效降低牙周炎症过程中的宿主反应;可以抑制胶原酶的活化,减少其合成;诱导破骨细胞凋亡,减少酸性产物的分泌;促进牙周组织的胶原合成与表达。

派丽奥是一种国外新开发研究的牙周局部缓释药物,其主要成分是盐酸米诺四环素(二甲胺四环素),具有持续的释放性,可直接注入牙周袋内,局部给药,减少了用药剂量,提高了用药安全,并且袋内药物浓度高,药物作用时间延长。有研究报道,在对64颗患牙采用随机、单盲、对照实验设计进行研究后,证实了派丽奥能显著改善临床症状,治疗后4周患牙牙周袋的深度明显减少,这可能与四环素族药物具有抗菌的作用,能抑制胶原酶活性,阻断骨的吸收,促进牙周膜细胞在牙根面上迁移,促进细胞附着于生长有关。整个治疗过程均未出现明显的不良反应,其总有效率明显高于常规治疗组,且各项临床指标呈持续改善状态,无复发现象。

(二)硝基咪唑类一类

具有共同母核——硝基咪唑环的抗厌氧菌、滴虫、阿米巴药物。甲硝唑棒商品名"牙康",是含甲硝唑的牙周缓释制剂,其药理作用为甲硝唑本身的生物活性很低,当它被动扩散进入细胞后,在宿主和微生物体内的强还原环境下,其分子内的氮基被还原,释放出一个短寿的还原产物,该产物能氧化细菌的DNA分子,导致DNA链断裂和细胞快速死亡。有研究报道,将110例牙周炎患者(共220颗患牙)随机分为治疗组和对照组,观察甲硝唑缓释明胶绵,治疗牙周炎临床疗效,结果发现治疗组总有效率为

96.4%,明显高于对照组68.2%,差异有统计学意义($P<0.05$),GI 和 PD 指数明显低于对照组,差异有统计学意义($P<0.05$)。结论甲硝唑缓释制剂,能有效治疗牙周炎,而且治疗时间短、操作简便,药物能够在口腔内形成稳定的治疗浓度,是治疗牙周炎比较好的药物。

(三)其他药物

0.12%~0.2%氯己定液、1%过氧化氢液(含漱)、3%过氧化氢液(冲洗)等。此种方法可短时间内直接减少口腔或牙周袋内厌氧菌的数量,阻止致病菌重新定值,对龈炎疗效明确,并可阻止牙周炎的发生。氯己定是目前已知效果最确切的防菌斑药,能减少60%的龈上菌斑积聚,抗菌作用强,刺激性小,长期使用效安全。但本药味苦,长期使用可使牙面着色,而且需要频繁使用,患者依从性较差,袋内渗透性不够,对于超过 5 mm 探诊深度的牙周袋药物很难达到,并且药物在袋内被龈沟液迅速清除,使细菌暴露在药物中的浓度、时间不足,据 Philip 等人统计发现:常用的氯己定漱口液在刮治和根面平整过程中没有任何附加的效果。碘甘油、碘酚等涂部消炎收敛类药物,具有灭菌、除脓、止痛、收敛等作用,但刺激性太强,且研究证明彻底的根面平整或刮治已能达到使袋变浅的目的,目前很少使用。

六、青少年牙周病的相关因素分析

牙周病是临床上较为常见的一种牙齿疾病,青少年是该疾病的主要发生人群,指的是牙齿支持组织,即牙周组织发生的一种疾病。导致青少年发生牙周病的影响因素主要包括全身因素和局部因素两类,其中,细菌及其产物、牙菌斑是最为主要的局部影响因素。牙周组织疼痛、红肿和牙龈出血是牙周病最为常见的临床症状,严重者还会导致患者发生牙齿脱落、牙齿松动和牙槽骨吸收等。因此,有效积极的牙周病控制与预防措施对于降低青少年牙周病的发生率具有十分重要的作用。本次临床研究对青少年牙周病的相关因素和防治措施进行了分析,现进行如下报告。

(一)资料与方法

1. 一般资料

本次医学研究选取本地两所中学的 1 990 名青少年为观察对象,其中,共有 1 469 名青少年发生了牙周病,发病率为 73.82%。其中,男 859 例,约占 58.48%,女 610 例,约占 41.52%;青少年牙周病患者的年龄分布为:12~15 岁 387 例,约占 26.34%,16~18 岁 648 例,约占 44.11%,18 岁以上 434 例,约占 29.55%。不同刷牙次数观察对象的发病情况为:774 名每天刷牙一次,约占 52.69%,695 名每天刷牙两次,约占47.31%。

2.相关因素分析

第一,戴义齿。青少年佩戴义齿后,其口腔内环境会发生一定程度的改变,破坏其口腔内微生物平衡状态,正常菌群之间会相互制约、相互破坏,进而导致生态失衡,微生物长时间定居于口腔内,加速菌斑的沉积,最终诱发牙周病。另一方面,戴可摘式义齿还会增加患者的基牙负担,进而提高牙周的负荷量,导致牙周病的进一步加重。第二,遗传因素。遗传因素也会对青少年牙周病的发生产生直接的影响,属于较为常见的一种牙周病易感因素。第三,社会心理因素。社会心理因素也是青少年牙周病的一项常见发病原因,医学研究结果显示,与非考试期相比,青少年处于考试期时其牙周病的发生率明显升高,其主要原因在于痛苦和精神压力会降低其牙周组织的抵抗力,进而提高各项牙周病的发生率。第四,内分泌因素。从细菌学的角度分析,无法准确、客观、全面地说明牙周疾病的发生过程,其主要原因在于,人体口腔内同时存在超过300种的微生物,且大部分为常居微生物,不同的人体状况对于微生物会发生不同的反应,这就表明,患者的整个机体状况与牙周病的发生率存在直接的联系。第五,细菌因素。现阶段,临床上一致认为细菌特别是厌氧菌是最为常见的一种诱发牙周病的细菌类型。各种类型的牙周病下龈标本中均共同存在超过两种的优势菌群,多种类型细菌联合感染的发生,为细菌本身的代谢和营养提供了有利的条件。现阶段,很多医学研究结果认为,急性的牙周组织感染与牙龈紫质单细胞存在直接联系,而慢性牙周组织感染的主要影响因素则在于牙垢密螺旋体。

3.统计学方法

使用SPSS17.0软件对本次医学研究数据进行统计学分析。使用均数±标准差($\bar{x}\pm s$)表示计量资料,使用单因素方差分析法对数据进行比较分析,使用x^2检验方法对计数资料进行统计学分析,若$P<0.05$,则表示数据之间差异具有统计学意义。

(二)结果

所有1990名青少年中,共有1469名发生了牙周疾病,且不同因素所导致的青少年牙周病发生率对比差异具有统计学意义$P<0.05$,如表1-2所示。

表1-2 青少年牙周病影响因素和发病率分析

影响因素	例数(单位:n)	比例(单位:%)
戴义齿	489	33.29
社会心理因素	328	22.33

续表

影响因素	例数(单位:n)	比例(单位:%)
遗传因素	212	14.43
内分泌因素	189	12.87
细菌感染	251	17.08
合计	1469	100

(三)讨论

牙周病属于临床上较为常见的一种慢性牙科疾病,该疾病的发生会受到饮食习惯、口腔健康预防理念、生活习惯等多种因素的影响。因此,加强牙周疾病的临床防治措施,对于降低青少年患者临床发病率具有积极的作用,主要包括下述几项措施。第一,对青少年牙周病的早期信号进行密切监测。若青少年发生刷牙或吃东西时牙龈出血症状,则需引起家长的关注,其主要原因在于,牙龈出血表明其存在牙周炎症,需尽早到院接受治疗。第二,嘱青少年定期接受口腔卫生和牙齿健康检查,一般情况下每半年接受一次检查,每一年或半年进行一次洗牙护理,从而保证及时将牙龈下结石除掉。第三,强化青少年饮食方面的口腔健康预防意识,尽量不要饮用汽水和可乐等碳酸饮料以及软饮料,以降低这类饮料对青少年牙齿造成程度不同的损害,特别应加强睡前口腔和牙齿护理。青少年吃完柠檬等各类酸性食物后,避免立即刷牙,其主要原因在于,酸性液体会软化其牙齿表面的釉质,若吃完后立即刷牙,则会破坏正常的牙齿釉质,造成牙齿损耗,因此,在吃完酸性食物后,需要首先漱口,等待一段时间后再刷牙。第四,形成健康的饮食习惯,进行饮食结构调整。青少年人群应多食瓜果、蛋、白肉等对于口腔、牙齿健康有益的食物,多食富含纤维耐嚼性较好的食物,少喝酒,且尽量戒烟,少食含糖量较高的食品。第五,养成健康的卫生习惯,强化口腔卫生管理,保证做到每天早晚分别刷牙一次,并运用科学、健康的刷牙方法。第六,强化青少年牙周病高发人群的疾病知识健康教育工作。

综上所述,加强青少年牙周健康防治工作,严格控制各项牙周疾病影响因素,有助于降低其牙周病的发生率。

七、牙周病发生的护理干预

牙周病是指发生在牙齿支持组织(牙周组织)的疾病,我国牙周病的患病率居龋病之上。牙周病除造成牙周袋外,最终因牙周支持组织破坏,尤其是牙槽骨丧失而导致牙齿脱落,它是导致30%~35%全口牙被拔除的原因。牙周病也会影响全身健康,

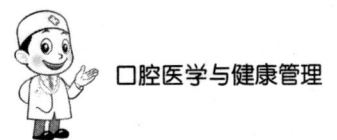

目前多项证据显示,催患牙周病病人发生心肌梗死与脑卒中的概率是一般人的3倍,严重影响病人的生活质量。世界卫生组织已将其列为危害人类健康重点防治的三大疾病之一。因此,如何更好地防治牙周病已成为口腔工作者的新课题。现将牙周病发生的常见因素及护理干预报告如下。

1. 健康教育

健康教育的核心就是教育人们树立健康意识,养成良好的行为习惯和生活方式,以降低或消除影响健康的危险行为,提供改变行为必需的知识、技能与服务,并且促使人们合理地利用这些服务。牙周病虽为口腔科常见病之一,但仍有不少人对其的防治毫无常识,此种情况不仅发生于文化程度较低的人群及老年人,即使一些文化程度较高的人也缺乏这方面的知识。如有些人出现牙眼肿胀或牙咖龈出血,不去正规口腔门诊就医,而是自行购药、自行治疗,导致误诊、误治、症状加重者屡见不鲜。故应加强牙周病防治知识的宣传普及工作,利用门诊宣传栏、健康指导手册、口头讲解和模型示教结合、一对一指导等方法进行科普健康教育,让病人了解牙周病的病因及危害,感觉牙周不适时及时到正规口腔门诊检查,并在医生指导下治疗。帮助人们树立正确的口腔健康观念,掌握口腔卫生保健知识,并自觉采纳有利于健康的行为和生活方式,保持口腔健康。

2. 心理护理

护士可根据病人的年龄、性别、文化程度及接受能力的不同,有的放矢地讲解牙周病的相关知识,使其了解治疗的目的及方法,在治疗前给病人介绍治疗用的器械并确认消毒日期,消除病人的疑虑,减轻病人的思想负担。

3. 病因治疗

牙周病主要是由堆积在牙眼结合部的牙面和眼沟内的菌斑、微生物及其产物引发牙眼的炎症和肿胀。牙结石(尤其是眼下牙石)、不良修复体等刺激是促使牙周组织炎症的局部因素。全身因素包括内分泌失调、遗传因素、吸烟、精神压力等。明确诊断,去除病因对牙周病的预防及治疗尤为重要。①养成良好的口腔卫生习惯,如用正确的刷牙方法早晚刷牙;对不易去除的食物碎屑、软垢、菌斑用牙线清洁;②纠正不良的生活习惯,如吸烟等;③提高机体的抗病能力,保持健康的生理和心理状态;④定期进行口腔检查,定期洁牙,去除牙菌斑、牙结石,减少局部刺激。

4. 药物治疗

牙周炎的治疗首先应彻底消除病原刺激物,如洁治、根面平整等。全身性抗菌药物治疗仅作为辅助疗法,因其到达牙周袋内的药物浓度相对较低,并可能出现耐药菌株且胃肠道反应较大。多发性牙周脓肿时,可首选抗生素。选择全身性抗感染药物治疗应考虑病情、微生物检查结果、全身状况等因素。一般以短期大剂量抗生素治疗方案较好,取得明显疗效后应立即停止。如罗红霉素、专用于治疗牙周炎的牙周康,能显著改善牙眼出血、牙周溢脓等症状。牙周康内含有甲硝唑,甲硝哩是目前治疗口腔厌氧菌感染的首选药物。

小结:牙周病是口腔科常见病之一,危害着人们的口腔健康,作为专科护理人员应了解其发生的相关因素并积极进行干预,对提高人们的口腔保健意识、积极预防和治疗牙周病具有重要的意义。

八、牙周病的病因分析及防治措施

牙周病是失牙与破坏咀嚼器官的重要因素之一,据北京口腔医院颌面外科调查统计,在门诊患者中,因牙周病拔牙占拔牙总数的37.23%。牙周病是指牙齿支持组织(牙龈、牙周膜、牙槽骨与牙骨质)的疾病,其类型有牙龈病、牙周炎、咬合创伤、青少年牙周炎和牙周萎缩。在口腔疾病中,牙周病与龋病一样是人类的一种多发病和常见病,据统计,发病率达80%~90%。牙周病的特点是病程长,进展缓慢,在疾病发展过程呈周期性发作,早期无明显自觉症状,一般人多不重视,一旦病变继续发展,可出现牙龈流血、溢脓、肿胀、疼痛、口臭、牙齿松动、咀嚼功能下降,严重者可丧失功能并且可累及多个牙。笔者通过对社区500例牙周病的病因分析,认为牙周病与多种因素有关,积极预防和治疗相关因素是预防牙周病的发生,终止和减缓牙周病进程的关键。

(一)资料与方法

临床资料资料来自吉林省蛟河卫校附属医院口腔科2004年5月—2007年5月共500例的牙周病患者及牙周病有关知识咨询者。

方法回顾以上临床资料,分析归纳本组病例的各种牙周病的病因,总结相应的预防和治疗措施。

(二)病因分析

牙周病产生原因大致可分为局部因素、其他因素、全身因素。局部因素如下。①细菌和菌斑。人类口腔中细菌种类很多,细菌所形成的菌斑特别是在牙齿龈三分之一处不易清洁与牙周病发病率有关。口腔卫生较差者,牙周病发病率为80%,口腔卫生良好者仅占20%,停止口腔卫生措施6 h后,形成菌斑,数日后发生牙周病,如果采取口腔卫生措施,龈炎在1~2 d后逐渐痊愈。菌斑中细菌通过它们产生的各种有害物质,如透明质酸酶、酸性水解酶及细菌的代谢产物,如胺类、硫化氢和内毒素,使抵抗力较低的龈沟上皮破坏而引起牙周组织炎症。②软垢和牙石。软垢是附着牙齿表面近龈缘的软性污物,由食物碎屑、微生物、脱落上皮细胞、白细胞、唾液中的黏液素、涎蛋白、脂类等混合物组成,呈灰白色或黄色,用染色剂可以清楚看见,容易除去。一般在错位牙和牙龈三分之一处最多。软垢中的微生物及其代谢产物可以刺激牙龈引起炎症。牙石是钙化了的菌斑,分龈上牙石和龈下牙石,牙石沉积在龈缘或龈沟内对牙龈形成持续性的刺激和压迫,使牙龈局部营养代谢发生障碍,抵抗力下降,更有利于细菌的繁殖而发生炎症。牙石一旦形成后不易去除,是缘龈炎最常见的病因之一。③食物嵌塞。嵌塞的食物挤压牙龈,可引起牙龈乳头发炎、脓肿,甚致使深层牙周组织破坏,局部组织长期受压,引起血液和淋巴循环障碍,造成牙周组织萎缩。④咬合创伤。咬合创伤是由于咬合力与牙周支持力之间的不平衡所致,咬合创伤可造成牙槽骨吸收、牙周膜损失。

其他因素包括用口呼吸习惯、单侧咀嚼习惯、不良的刷牙方法、不良修复体等。

全身因素包括①营养和代谢。蛋白质缺乏可使牙龈和牙周膜结缔组织变性,牙槽骨疏松,牙骨质沉积延缓,维生素C缺乏或利用障碍,牙周膜纤维的形成受到影响,骨的新生减少或停止。维生素A,D缺乏,影响钙磷代谢引起牙周组织改变。②全身性疾病。结核、结缔组织疾病、慢性。肾病、血液疾病、精神因素等使牙周组织抵抗力减低成为牙周病的内在因素。③内分泌失调。糖尿病患者常患牙周病,病情较严重而且发展较迅速,病情控制后,牙周炎显著减轻或停止发展。妊娠期内分泌改变也可引起龈炎发生。④青少年牙周炎与遗传有关。

(三)牙周病的预防措施

1.牙周病的三级预防

一级预防对大众进行口腔健康教育和指导,最终达到清除菌斑和其他有害刺激因子的目的,帮助人们建立良好的卫生习惯,掌握正确的刷牙方法,同时提高宿主的抵抗力。

二级预防早期发现,早期诊断,早期治疗,减轻已发生牙周病的严重程度控制其发展。对于局限于牙龈的病变及时采取专业性洁治,去除菌斑和牙石,控制进一步的发展。

三级预防用各种药物和牙周手术方法最大限度地治愈牙周组织病损,防止功能障碍,以义齿修复重建功能。

2.牙周病的预防措施

①菌斑是牙周病的主要病因刺激,而除去之后12 h内还会不断地在牙面重新形成,因此必须坚持每天彻底地清除菌斑,才能预防牙周病的发生。牙周病患者来就诊,医生使有菌斑显示剂,使菌斑染色,同时记录菌斑控制程度,并将结果反馈给患者,鼓励、督促患者加强菌斑控制的实践。教会患者正确的刷牙方法及牙线牙签的使用方法。应注意一般漱口能暂时减少口腔微生物的数量,但漱口的力量不足以去除菌斑。必要时在机械控制菌斑的基础上,配合药物可有效地控制菌斑,达到预防和治疗牙周病的目的。②控制相关因素包括及时矫治食物嵌塞、消除早接触点、消除咬合创伤、破除不良习惯、戒烟、预防矫治错合畸形、去除不良修复体。③提高宿主抵抗力,适当补充蛋白质、维生素A、D、C。积极治疗和控制与牙周病有关的全身疾病。④在此基础上,必要时可采用牙周病手术治疗及松牙固定术。

九、牙周病的治疗进展

牙周病是指发生在牙齿支持组织(包括牙龈、牙周膜、齿槽骨、牙骨质)的慢性、非特异性、感染性疾病。根据第三次全国口腔健康流行病学调查,当前我国成年人中80%~97%患有不同程度的牙周疾病。牙周病是人群中最广泛流行的慢性感染性疾病,也是成年人失牙的首位原因。

1.新技术的开展

高压氧(HBO)治疗牙周病近期一直被临床医师关注。文萍等对HBO治疗牙周病的疗效进行观察,将102例牙周病患者随机分成应用HBO治疗组及用洁牙+口服螺旋霉素治疗的对照组,进行疗效对比。结果:HBO治疗组疗效为92.3%,优于对照组。通过该疗法的治疗,患者的牙周组织恢复了正常的代谢,消除了水肿,促进了牙周组织的修复,抑制了牙周厌氧菌的生长。

牙龈翻瓣术:是牙周病治疗的常用方法之一。赵玉红认为,基础治疗后做牙龈翻瓣术,降低咬牙合面,以减少创伤,降低牙周组织的承受力。其结果使多数患者症状消失,恢复咀嚼功能,被认为是牙龈翻瓣术的一种改进。

2.新药物的使用

目前公认,牙周病的发生与机体免疫力低下、骨质代谢紊乱有密切关系。徐长德等采用经方归脾汤加味治疗青少年脾虚型牙周病。治疗前后患者各摄1次X线牙片及测量血钙水平,记录并观察牙槽骨的变化。治疗1个月为1个疗程,3个疗程后统计疗效。结果:治疗36例青少年脾虚型中,牙周病显效17例(47.2%),有效10例

(27.8%),改善7例(19.4%),无效2例(5.6%),总有效率94.4%。归脾汤加味具有抗菌、抑菌、增加机体免疫力,改善微循环及缩短出凝血时间的功效,明显改善临床症状。

雅皓丁硼乳膏应用于固定矫治中牙龈炎的治疗效果显著。张锦苹等将48例(12~20岁)临床固定矫治患者随机分成实验组(使用雅皓丁硼乳膏刷牙)和对照组(使用普通牙膏刷牙),分别记录治疗前后2周、4周的牙周指数(牙龈指数、菌斑指数、简易牙石指数),并进行比较。实验组的牙龈指数、菌斑指数和治疗后2周、4周分别降低26.7%、28.6%、和37%、36.5%,而简易牙石指数变化不显著,对照组无明显变化。

利用不同pH值的复方鞣酸液对离体牙石进行研究,选择一种高效溶解液对牙石能够迅速溶解,且不损伤口腔正常组织,为临床提供一种预防和治疗牙周病的有效药物和方法。李安泽等利用临床上采集的离体牙石,用自来水冲洗干净,再用去离子水冲洗2遍,晒干。然后置于P202干燥器中24 h后取出。随机将牙石放入3种不同pH值的复方鞣酸液中,分别观察30 min后各自的牙石溶解百分率。复方鞣酸液pH在9、7、5时的牙石溶解率分别为63.25%、66.04%、86.87%,三者有明显差异($P<0.005$),pH值为5时效果最好。

3. 生物材料的应用

引导牙周组织再生术(Guided Tissue Regeneration,简称GTR)是目前国内外治疗牙周病的一种新方法。许多学者将GTR用于治疗Ⅱ~Ⅲ度根分叉区病变和垂直性骨吸收的病例,取得了很好的临床效果。黄明霞等对23例牙周炎患者的31颗病牙采用引导牙周组织再生术的方法治疗Ⅱ~Ⅲ度根分叉区病变获得良好的临床疗效。再生膜形状的制备与龈瓣的长度也同样重要,膜的形状应与根分叉的形状互补,面积不能太大,以确保龈瓣完全覆盖再生膜,保证较好的临床疗效。夏洋等使用胶原膜引导牙周组织再生术,临床上同样收到良好的治疗效果。

PerioGlas移植能显著改善患牙临床牙周状态,用于牙周骨缺损的修复效果较好。范卫华等选择10例慢性牙周炎伴骨缺损(骨下袋或Ⅱ类根分叉病变)患者,经牙周基础治疗1个月后做翻瓣植PerioGlas术,术前和术后6个月检查牙周临床指标,术前菌斑指数(PLI)、牙龈指数(GI)与术后6个月无明显差异;牙周探诊深度(PD)由8.8 mm减少为3.8 mm($P<0.01$);牙龈退缩(REC)由0.6 mm上升为2.3 mm($P<0.01$);临床附着水平丧失(CAL)由8.4 mm减少到5.1 mm($P<0.01$)。

袋内壁刮治术后植入生物活性玻璃+骨形成蛋白修复牙周骨缺损效果良好,具有临床应用和推广价值。宋立群等利用生物活性玻璃和骨形成蛋白复合物治疗牙周骨缺损,对52例牙周病患者的82颗牙行袋内壁刮治术后植入生物活性玻璃+骨形成蛋白。术后3年经各项指标观察,有效68颗牙,占82.9%。尤其是单面袋患牙全部有效。

4.修复及充填材料的使用

使用铸造金属舌面板固定牙齿松动。晚期的牙周病患者,存在明显的牙齿松动和慢性炎症,万英明等使用铸造金属舌面板作为永久性固定牙周夹板,刚度大,能促进组织再生,提高咀嚼效率,达到治疗牙周病较好的效果。

光固化复合树脂对牙周病松动前牙的美容固定修复。此法对松动前牙的保存治疗简单、有效,既可作为牙周固定,又可作为牙齿美容修复的牙齿固定方法。马淑媛等采用光固化复合树脂对112例已做基础牙周治疗、松动度的患牙做美容固定修复,并做牙周维护。112例松动牙齿得到固定,美观获得改善,固定时间3个月~5年。

5.全身调节治疗

(1)多西环素和化学修饰性四环素

小剂量多西环素(Doxy-Cycline,DOXY)和化学修饰性四环素(Chemically-Modified Tetra-Cyclines,CMTs)均能有效降低牙周炎症过程中的宿主反应;可以抑制胶原酶的活化,减少其合成;诱导破骨细胞凋亡,减少酸性产物的分泌;促进牙周组织的胶原合成与表达。同时,小剂量使用DOXY和CMTs并不引起牙周致病菌的耐药性。上述特性使它们能作为牙周炎基础治疗的辅助药物,在临床的应用越来越广泛。

(2)中医药的使用

中医认为肾阴虚是牙周病的致病因素,从而提出补肾、清胃热等方法治疗牙周病。这些方法能在一定程度上增强宿主非特异性免疫功能,调节性激素水平和牙槽骨的代谢。近年来,有研究采用益肾清火的中药复方治疗慢性牙周炎患者和牙周炎大鼠,结果发现该复方有改善牙周炎症、促进机体免疫、促进BMSCs增殖和成骨分化的作用。其作为牙周炎患者的全身调节用药,有一定的应用前景。

由于牙周病的致病机制复杂,涉及的致病因素较多,所以其确切发病机制的揭示以及真正意义牙周组织再生的获得,尚有待进一步研究。

十、牙周病的研究进展

牙周病是人类口腔中两大最常见的疾病之一。根据第三次全国口腔健康流行病学调查,当前我国成年人中80%~97%患有不同程度的牙周疾病。牙周病是人群中最广泛流行的慢性感染性疾病,也是成年人失牙的首位原因。

（一）牙周微生态的研究

作为多因素疾病，牙周病的发生是由菌斑微生物及其产物引发的。菌斑微生物是牙周病的始动因子，它们与随后发生的宿主反应造成牙周组织的破坏。现代研究表明，牙周病的启动并非由单一细菌导致，而至少是多种微生物，抑或整个菌斑生态系共同作用的结果。

近年来伴随分子生物学技术的飞跃发展，一些高通量快速的基因检测平台的建立，使得针对复杂多变的菌斑微生物群落的研究成为可能。菌斑群落中未知的口腔致病微生物可能涵盖真菌、病毒、未获培养的细菌和古细菌等众多微生物物种。运用16SrRNA 基因检测，多项研究指出未获培养微生物在牙周疾病的发生发展中可能扮演着重要的角色。而生物界三大分类之一的古细菌同样以厌氧代谢的方式生存于牙周袋内，其可能与牙周袋内某些微生物相互营养，从而参与牙周病的进程。早期针对菌斑生物膜系统物理化学结构的研究，为牙周病的治疗和预防提供了一些理论支持；近来利用荧光原位杂交等技术，以群落基因组的角度审视菌斑，发现各种微生物的表面结构和信号分子的相互作用，正以复杂的网络结构形式日益清晰地呈现在人们眼前，它们动态地调整着菌斑生态系与宿主的关系。

学者们在拓展对牙周微生物群落全面了解的同时，也深化了对已知可疑致病微生物的认识。根据经典的研判致病菌的 Koch 法则，口腔中寄居的大于 700 种微生物均无法确定为牙周致病菌，但其中约 30 种与牙周病的发生和发展密切相关，它们是牙周病病损区高频率出现的优势菌，并具有显著的毒力，能够通过多种机制干扰宿主防御系统，具备引发牙周破坏的潜能，而成为牙周可疑致病菌。

目前，福赛斯坦纳菌（Tannerella forsythia, T. f）、伴放线菌嗜血菌（Haemophilus actinomycetemcomitans, H. a）、牙龈卟啉单胞菌（Porphyromonas gingivalis, P. g）、具核梭杆菌（Fusobacterium nucleatum, F. n）、中间普氏菌（Prevotella intermedia, P. i）、齿垢密螺旋体（Treponema denticola, T. d）等牙周可疑致病微生物的全基因组测序已经完成，为全面探索它们的致病机理奠定了基础。

Ha 旧称伴放线杆菌（Actinobacillus actino-mycetemcomitans, A. a）是一种可能与局限性侵袭性牙周炎相关的革兰阴性球杆菌，其毒力因子白细胞毒素（Latrotoxin, Ltx）能够杀死人中性粒细胞和单核细胞。新近证实 tad 和 flp 基因决定着 H. a 的定植，而细胞致死性膨胀毒素（Cytolethal Distending Toxin, CDT）在破坏牙周组织、抑制宿主防御等方面发挥功能。T. f 的 BspA 和 LrrA 表面蛋白可与 F. n 和 T. d 共聚，从而促进生物膜的成熟。P. g 的 FimA 蛋白决定其黏附能力，其编码基因是决定 P. g 致病力的因素,而 gtfA 基因的突变也可以改变 P. g 的毒力。

(二)牙周组织工程

牙周病治疗的终极目标是获得牙周软硬组织的再生,组织工程技术的出现为实现牙周组织的完全再生提供了全新的思路和方法。

1. 种子细胞

目前常用的牙周组织工程种子细胞主要有牙周膜细胞(Periodontal Ligament Cells,PDLCs)、骨髓基质细胞(Bone marrow Stromal Cells,BMSCs)和脂肪基质细胞(Adipose Tissue – derived Stro – mal Cells,ADSCs)。

Seo 等于 2004 年提出了牙周膜干细胞(Perio – Dontal Ligament Stem Cell,PDLSC)的概念,并从人的阻生牙上分离出 PDLSC。在一定条件下,它可以分化形成成骨/成牙骨质细胞和脂肪细胞;此外,将 PDLSC 植入免疫缺陷鼠中,发现其有形成牙骨质、牙周膜样组织和促进牙周组织修复的能力。但 PDLSC 的数量有限,较难用于大面积缺损的修复。BMSCs 是来源于骨髓基质的一种间充质细胞,在不同的诱导条件下,能向成骨细胞、成软骨细胞、成纤维细胞、脂肪细胞等中胚层组织细胞分化,是骨缺损修复的重要细胞。具有来源丰富,较好的增殖、分化及成骨能力,性能稳定等特点。不足之处是取材时有一定的创伤和痛苦。ADSCs 是来源于脂肪组织的间充质细胞,研究表明其在不同条件下能够分化为脂肪、骨、软骨和肌细胞。它有增殖能力强、易于获得等特点,有望成为牙周缺损修复的新型种子细胞。

近年来有学者试图将特殊基因转染人种子细胞,使其可自分泌某种特殊蛋白和因子,如骨形成蛋白(Bone Morphogenetic Protein,BMP)、血小板衍化生长因子(Platelet – Derivedgrowth Factor,PDGF)等来促进组织再生。这种将基因工程与组织工程结合的技术可能产生有临床应用前景的种子细胞源。

2. 生长因子

多种生长因子,如 PDGF、转化生长因子 β(Transforminggrowth Factor – β,TGF – β)、BMP 等。PDGF 是引起广泛关注的牙周组织再生中最有效的因子,能诱导纤维结合蛋白及Ⅰ、Ⅲ、Ⅴ型胶原蛋白等的合成,并能刺激成骨细胞活性,促进牙骨质新生。

3. 支架材料

不同的生物材料对细胞功能与分化有不同的影响,选择合适的载体是组织工程的关键。目前,应用于牙周组织工程的支架材料范围极广,有天然或人工合成的生物可降解材料,包括胶原、脱钙骨、人工合成的聚酯类材料等。这些材料在稳定性、可塑性以及对细胞的分化诱导方面各有利弊。

(三)引导牙周组织再生

引导牙周组织再生是采用或不采用移植材料,促进软硬组织的再生。后者指的是引导牙周组织再生术(Guided Tissue Regeneration,GTR),前者是采用一些植骨材料修复牙周缺损。临床上往往将二者相结合。近年来,在移植材料和生长因子的研究方面,有一定的进展。

1. 富血小板

血浆血小板浓度为全血4倍以上的血浆成为富血小板血浆(Platelet – Rich Plasma)活化,减少其合成;诱导破骨细胞凋亡,减少酸性产物的分泌;促进牙周组织的胶原合成与表达。同时,小剂量使用 DOXY 和 CMTs 并不引起牙周致病菌的耐药性。上述特性使它们能作为牙周炎基础治疗的辅助药物,在临床的应用越来越广泛。

2. 釉基质蛋白

釉基质蛋白是牙齿发育期上皮根鞘内层细胞分泌的一种调控牙齿矿化的基质蛋白,存在于发育期的牙釉质中,主要含釉原蛋白。DE9 + 在牙齿的胚胎发育过程中,不仅参与牙釉质的发育,也与牙骨质和牙周膜的发育有密切关系,且其参与诱导形成的牙周组织在形态结构和生物学功能上接近于正常牙周组织。研究表明,EMPs 促进牙周组织再生可能与它促进牙周的增殖和向成牙骨质细胞分化有关。但是,它在牙周再生的应用中较难解决的是空间维持的问题。所以,有学者建议其与骨替代品合并使用。

(四)全身调节治疗

1. 多西环素和化学修饰性四环素

小剂量多西环素和化学修饰性四环素均能有效降低牙周炎症过程中的宿主反应;可以抑制胶原酶的活化,减少其合成;诱导破骨细胞凋亡,减少酸性产物的分泌;促进牙周组织的胶原合成与表达。同时,小剂量使用 DOXY 和 CMTs 并不引起牙周致病菌的耐药性。上述特性使它们能作为牙周炎基础治疗的辅助药物,在临床的应用越来越广泛。

2. 中医药的使用

中医认为肾阴虚是牙周病的致病因素,从而提出补肾、清胃热等方法治疗牙周病。这些方法能在一定程度上增强宿主非特异性免疫功能,调节性激素水平和牙槽骨的代谢。近年来,有研究采用益肾清火的中药复方治疗慢性牙周炎患者和牙周炎大鼠,结果发现该复方有改善牙周炎症、促进机体免疫、促进 BMSCs 增殖和成骨分化的作用。

其作为牙周炎患者的全身调节用药,有一定的应用前景。由于牙周病的致病机制复杂,涉及的致病因素较多,所以其确切发病机制的揭示以及真正意义牙周组织再生的获得,尚有待进一步的研究。

十一、牙周病的预防保健

牙周病是人类疾病中分布最广的疾患之一,在口腔疾病中与龋病占着同等重要的地位,是一种常见病和多发病。牙周病是牙周组织的慢性破坏,早期自觉症状不明显,一般人不易注意,至发生牙龈出血、溢脓、牙齿松动、移位或症状加剧始来就医。若牙周病未经有效治疗,其牙齿丧失的数目常不是单个,而是多数牙甚至全口牙同时受累。据统计,在门诊患者中,因牙周病拔牙的占拔牙总数的50%,可见牙周病是失牙而破坏咀嚼器官的主要因素之一。因此采取预防措施和防止其发展,是医务工作者的重要责任。牙周病的发病率,根据调查,其中有一共同点即是成年之前发病很低,而在青壮年发病迅速,随着年龄增高,牙周病患者的人数和患病程度均随之而逐渐增加,故牙周病的重点应放在早防早治上。

1. 刷牙

刷牙是一种机械性除去口腔软垢和牙菌斑的有效方法,实践证明养成良好的刷牙习惯对于保持口腔清洁、维护口腔健康、预防和减少牙周病的发生具有重要作用。在口腔保健教育中,不仅要加强刷牙意识的培养,同时更要重视刷牙方法的指导。由于牙菌斑生长24小时后就逐渐不易用一般的刷牙方法去除,故其早期控制应放在第一步,这步主要是指导患者自己掌握正确的刷牙方法。群众中习惯采用的横刷法弊病较多,最好用竖刷法,能清除龈沟和牙缝中牙菌斑及软垢,刺激角化牙龈组织,维持牙龈外形的正常。一般要求一天数次刷牙,最好饭后刷牙,自己有专用牙刷。从小孩开始培养刷牙意识,掌握刷牙方法。牙刷要选用柔软的刷毛,选用最好的保健牙刷并定期更换。

2. 牙线使用

很多龋病和牙龈炎最初可发生在邻面间隙的牙面或龈乳头,因为牙刷不能到达这些区域,而牙列不齐的病例则情况更为严重,牙线的使用可补救这方面的不足。牙线用来清洁邻面和食物嵌塞最有效,又不损伤牙龈。牙线一般药店和自选商场都有出售。亦可选用尼龙线、丝线或涤纶线。牙线的粗细可根据患者牙接触点来决定。牙线每日最好用二次,特别是一天中最后一餐之后使用更为有效。

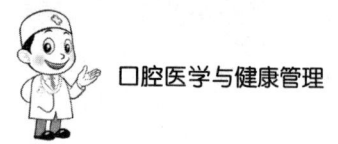

3. 跟上洁治术

由于牙周病早期自觉症状不明显,除了养成良好的口腔卫生习惯,还要定期到医院口腔科检查,若有牙周病能及早得到治疗眼上洁治术是用洁牙器除去牙冠上附着的眼上牙石和牙垢,磨光牙面,消除牙菌斑,使牙眼的炎症消退而恢复健康。临床上曾对120位患有轻度牙酿炎的年轻患者进行随诊,患者经洁治后,嘱病人回家后注意刷牙方法,饭后刷牙,三个月复诊,牙龈恢复良好,控制了牙龋炎的进一步发展。

4. 银下洁治术

牙眼炎若不及时治疗发展成牙周炎,出现牙眼红肿出血,由于组织水肿,牙眼表面的点彩消失,显得比较光亮,呈暗红色。牙眼出血,是牙周病常见的症状,这是由于牙根上沉积的鳅下牙石特别坚硬,而牙周袋内上皮又常为溃烂面,紧密接触于眼下石,常易引起出血。不仅刷牙时牙龈出血,说话和咬硬物也出血。治疗时,要做眼下刮治术,除去眼下石,刮光牙面二患者若能保持定期复诊,并建立和坚持良好的口腔卫生习惯,恢复是良好的。若不积极治疗易出现牙周脓肿、牙槽骨吸收、牙齿松动、移位而造成失牙。

5. 全身调节

临床上很多患者由于长期习惯过夜生活,睡眠不足,引起机体抵抗力下降而诱发牙周病。充足的睡眠使机体抵抗力、防御机能增强,可预防牙周病的发生和发展。全身代谢障碍疾病与牙周病的发生发展有密切关系,如糖尿病等,应及时进行治疗。适当地补充维生素 A、维生素 C 可增强机体抵抗力,有助有疾牙周组织愈合。

(一)讨论

口腔保健是人体卫生保健的一部分,也是预防牙周病行之有效的方法,越来越受人们的关注。一个人有健康洁白的牙齿在社交各方面都显得自信。一个人若牙齿不好,满口牙石、牙垢、说话口臭不但会令人生厌,而且会自卑。外资企业的老板招工时就非常注意招工对象的口腔卫生,认为口腔卫生不好的人与文化素质有关。口腔卫生不好可引起龋病和牙周病,破坏咀嚼功能,造成消化不良,影响营养吸收而诱发全身疾病。牙周病失牙戴假牙会带来不习惯和不方便。随着社会经济的发展和人民健康水平的提高,人们对口腔保健的需求也不断增长,如何强化人们对口腔保健重要性的认识,加强口腔保健宣传教育就显得十分重要。口腔保健应从儿童抓起,只有把儿童的口腔卫生保健工作提高到关系全民文化素质、关系整个中华民族的健康水平的高度去认识,从家庭、学校抓起,建立宣传、教育、指导、防治、管理网络,才能从根本上提高全民的口腔卫生水平。

十二、牙周病的临床治疗分析

牙周病是口腔常见病、多发病,是目前人类最常见的口腔疾病之一,在我国牙周病的发病率有逐年上升的趋势。牙周病分为局部因素和全身因素。局部因素中牙菌斑(Dentalplaque)细菌及其产物是牙周病最主要的病因,是引发牙周病不可少的始动因子,主要是口腔卫生不良,微生物的作用,牙结石刺激,特别是齿龈下牙石危害性最大。全身因素与营养代谢障碍、内分泌紊乱、自主神经功能紊乱等有关。此外,创伤、不良修复体的刺激也是病因之一。我科于2007年1月—2008年10月对门诊就诊的牙周病患者进行基础治疗后,再给予牙周袋局部上药,疗效显著。现报道如下:

(一)资料与方法

1. 一般资料

本组60例病例均为口腔科门诊就诊患者,其中,男36例,女24例;年龄25~65岁。患者均具有口臭、牙龈红肿、出血、溢脓、牙齿松动(Ⅱ度以下)、疼痛等牙周病的典型症状。将其随机分为两组:实验组30例共98颗患牙;对照组30例共86颗患牙。

2. 材料

派丽奥软膏(日本新时代治药株式会社):主要由盐酸米诺环素组成的缓释剂型,本药为淡黄色、无臭、味苦软膏,装于口腔用注射器内;碘甘油。

3. 方法

对患者全口洁治和根面平整后,用3%过氧化氢和生理盐水交替冲洗牙周袋。实验组将派丽奥软膏注入患牙牙周袋内,以溢满牙周袋为止,每周1次,共4周。对照组牙周袋内滴入碘甘油。由2位医生分别担任施药和检查者。

4. 疗效判定标准

①显效:牙龈无红肿、出血、溢脓,龈沟正常,牙龈指数(GI)下降至0,叩诊阴性,牙齿稳固,牙周袋深度明显变浅。②有效:牙龈无红肿、出血、溢脓,GI下降至0~1,轻度叩痛,牙周袋深度变浅,龈袋在3.5 mm以下,牙齿较稳固。③无效:牙龈红肿、出血、溢脓症状无明显改变,GI为2~3,叩痛明显,龈袋在3.5 mm以上,牙齿松动Ⅱ度以上。有效率=(显效+有效)/总例数×100%。

5. 统计学分析

采用SPSS12.0软件进行统计学分析。采用χ^2检验。

(二)结果

治疗4周后,复查结果如表1-3所示。由表3可知,实验组有效率为86.7%,对照组为70.0%,两组有效率比较,有显著性差异(P<0.05)。

表1-3 两组治疗疗效比较(例)

组别	例数	显效	有效	无效	有效率(%)
实验组	30	15	11	4	86.7
对照组	30	11	10	9	70.0

注:与对照组比较,P<0.05。

(三)讨论

牙周病是口腔中最常见的疾病,成年人中患病率高达90%,牙周病给患者造成极大的痛苦,严重损害健康及影响生命质量。现代医学证明,患牙周病后,轻者牙龈发炎、出血、疼痛、口臭,重者牙周组织被破坏,使牙齿与牙龈分离,导致牙齿松动移位、牙齿酸软、咀嚼无力,甚至脱落,而且,还可以诱发许多疾病,如风湿、抑郁症、心脏病、血液病等。牙周病的治疗主要是清洗牙周袋,控制炎症和调整生理功能,增强个体抵抗力。急病首先要清扫牙面的菌斑和附着物——洁治;继而清理牙周袋内侧壁创面和游离菌斑——刮治,重者还需配合消炎药物。当然咬合力的调整也是必要的。要控制炎症,使病损静止下来,但已破坏的牙周组织,不能重新医者应尽量恢复其原有结构能停止在现有状态,不再发展即为良好,因而应当注重预防工作。局部方案处理是治疗的基础,但生理功能的调整,则为防治之本,不可忽视,否则已被患者控制的疾病,会再次复发。因此,在良好的菌斑控制基础上辅助使用抗菌药物是十分必要的。

近年来,局部应用抗菌缓释药物作为机械治疗的辅助治疗受到关注。派丽奥软膏是一种局部缓释剂,主要成分为盐酸米诺环素(盐酸二甲胺四环素),为一种淡黄色软膏,局部控释剂型不但能提高局部药物浓度,还能减小药物的毒副作用,其在治疗牙周炎疗效方面已得到国内外许多学者的肯定。有研究表明,在牙周袋内使用派丽奥,能牢固地吸附于根面,并以活性状态持续释放,这种作用可维持48h~14d。盐酸米诺环素不仅对多种牙周可疑致病菌有明显的抑制作用,还能抑制胶原酶活性,并能使牙根表面脱钙,刺激结缔组织细胞在牙根表面迁移,促进牙周新附着的形成。本研究对牙周炎患者行常规超声龈下刮治术后于牙周袋内使用派丽奥软膏,本实验结果与既往研究结果相一致。以机械的洁刮治和根面平整来清除牙菌斑作为基础治疗,配合局部应用派丽奥软膏作为辅助治疗手段,牙周病可以取得较好的治疗效果。由于本实验未进行用药后长期的跟踪观察,对派丽奥在牙周袋内局部使用的长期疗效还有待继续观察。

十三、浅谈牙周病的防治

牙周病是导致成人牙齿丧失最主要原因。长期牙周炎将导致牙齿松动、脱落,从而降低咀嚼效率,加重胃肠负担。牙石堆积和口臭。牙龈肿大,牙间乳头萎缩,牙齿移位影响美观。导致加剧许多全身性疾病。因此,加强牙周病的宣传防治教育,维护大众的口腔健康是一件十分重要的工作。

(一)预防

1. 早期发现

①牙龈出血、刷牙出血、吃东西出血。②牙龈颜色变为鲜红色和暗红色,失去了正常的粉红色。③牙龈边缘有黏稠的分泌物,口腔内有臭味。④牙齿出现轻度松动,移位或咬硬物时出现软弱无力。⑤牙间乳头萎缩,当出现以上牙周病早期表现时应及时到医院检查。

2. 控制牙菌斑

①示范正确的刷牙方法:选用软毛牙刷,牙刷毛尖与牙龈成45度角,轻轻加压,使刷毛一部分进入牙龈沟,而一部分深入邻面牙间隙,原地水平颤动数次,按一定顺序将全口牙的每个面刷干净。②牙线的使用:圈形法使用牙线,使牙线紧贴一侧牙面进入龈沟,呈"c"形包绕邻面,紧贴牙面向切方刮动,多次重复此动作,清除邻面菌斑。③漱口:要养成饭后口腔含漱,清除口腔内食物残渣的习惯,漱口时将漱口液含在口内,紧闭嘴唇,上下牙齿按正中牙关系咬合,然后鼓动两颊及唇部,使溶液能在口腔内充分接触牙齿,牙龈及黏膜表面,同时运用舌肌,使漱口水能自由地通过牙间隙,利用水力反复冲洗滞留在口腔各处的食物碎屑,然后将漱口水吐出。

3. 清除牙石

选用超声洁牙机及洁治器械去除牙石,每半年一次。

(二)治疗

1. 用药

牙周病也是一种感染性疾病,临床上常用红霉素、甲硝唑、罗红霉素等药物进行治疗,嘱病人按时服药。

2. 冲洗龈沟及牙周袋

用3%过氧化氢,生理盐水冲洗龈沟或牙周袋后,再用碘甘油涂擦患处。

3. 去除局部致病因素

去除不良修复体,清除牙石、牙垢及牙菌斑。

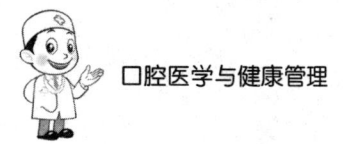

(三)健康指导

1. 心理护理

通过与病人交谈,让病人了解有关牙周病的知识,消除病人的不良心理因素,取得病人配合。

2. 指导病人有效控制菌斑

指导病人正确的刷牙方法,早晚刷牙,饭后漱口,指导病人学会使用牙线等辅助用具。

3. 定期检查

每3个月进行一次口腔健康检查,可使牙周病早发现、早治疗,有效地控制牙周病的发展。

第二节　牙龈病

一、牙周病的分类

牙周病的分类法历经多次变更,经过数代牙周病学者80多年来的努力探索,目前渐趋科学性、合理性及临床实用性。以往的分类方法主要依据以下原则。

按病理学分类:分为炎症、退行性变、萎缩、创伤、增生等。

按临床表现分类:分为急性、慢性、快速进展性;单纯性、复合性、复杂性;局限型、弥漫型等。

按病因分类:分为细菌感染性、功能性、创伤性、药物性、特发性等。亦有学者将病因与临床表现结合,或将病因与病理结合等对牙周病进行分类。

本文主要介绍两种近年来较常用的分类法。

1989年召开的世界临床牙周病学专题讨论会上,根据牙周病学及其相关领域制订了分类法,并在临床上沿用近10年。此分类法将牙周病分为5类。

①成人牙周炎。

②早发性牙周炎:包括青春前期牙周炎(弥漫型或局限型)、青少年牙周炎(弥漫型或局限型)及快速进展性牙周炎。

③伴有全身疾病的牙周炎,包括Down综合征、Papillon - Lefévre综合征、型糖尿病、艾滋病等。

④坏死性溃疡性牙周炎。

⑤顽固性(或难治性)牙周炎。在上述分类法的使用过程中,人们发现其存在以下缺陷:

①在疾病分类上存在着许多重复;②缺乏牙龈病的分类;③不恰当地强调了疾病的始发年龄及进展速度;④缺乏分类标准或分类标准不够明确。

1999年在牙周病分类国际研讨会上,经全球牙周病专家的一致认可,制订了一个新的牙周病分类方法,将一些不明确的术语进行了修正,代之以更符合临床诊断要求的名称,如用慢性牙周炎代替成人牙周炎,用侵袭性牙周炎代替早发性牙周炎,用坏死性牙周病代替坏死性溃疡性牙周炎;并且根据临床诊断和治疗的需要,增加了牙龈病、牙周脓肿、牙周—牙髓病损及发育或获得性异常和状况等的分类。

1. 牙龈病

菌斑性牙龈病,包括抗坏血酸缺乏性龈炎、血液疾病相关性龈炎、糖尿病相关性龈炎、药物性牙龈肥大、月经周期性龈炎、菌斑性龈炎、妊娠性龈炎、青春期龈炎等。

非菌斑性牙龈病,包括特异性细菌引起的牙龈病、病毒引起的牙龈病、真菌引起的牙龈病、遗传性牙龈纤维瘤病、皮肤黏膜病的牙龈表现、变态反应性牙龈表现、创伤性龈病损、异物反应性龈病损等。

2. 慢性牙周炎

局限型。

弥漫型。

3. 侵袭性牙周炎

局限型。

弥漫型。

4. **全身病表征的牙周炎**

与血液病有关的牙周炎,包括获得性中性粒细胞减少症、白血病等。

与遗传有关的牙周炎,包括家族性周期性粒细胞减少症、Down综合征、白细胞黏附缺乏综合征、谢迪亚克—车综合征、组织细胞增多症、婴儿期遗传性粒细胞缺乏症、Cohen综合征、当洛斯综合征、低磷酸酶症等。

无其他特殊病因的牙周炎。

5. **坏死性牙周病**

坏死性溃疡性龈炎(NUG)。

坏死性溃疡性牙周炎(NUP)。

6. 牙周脓肿

牙龈脓肿。

牙周脓肿。

冠周脓肿。

7. 伴牙髓病变的牙周炎

8. 发育或获得性异常或状况

局部牙列因素所致菌斑诱导性牙龈病/牙周炎。

膜龈异常。

无牙牙合龈黏膜异常病变。

咬合创伤。

目前,所有分类法都不可避免地存在着不协调性及不准确性,随着人们对牙周病病因、病理的深入研究,分类将更为合理。

二、复方中草药牙粉治疗慢性龈缘炎的疗效

慢性龈缘炎主要是由牙菌斑的堆积、致病菌大量繁殖、细菌毒素及代谢产物对牙龈造成损害所致,在人群中的发病率较高。临床上主要使用机械方法以及有效抗菌药物含漱液治疗牙龈炎。常用的抗菌含漱剂有氯己定、口泰等,但因其味苦、口感差、着色及味觉改变等受到部分患者拒绝。复方中草药牙粉具有抗菌、促进唾液分泌、口气清新等作用。本研究使用复方中草药牙粉治疗慢性龈缘炎,取得良好的疗效,报告如下。

(一) 材料和方法

1. 研究对象

2007年1~4月在北海市人民医院口腔门诊就诊的40例确诊为慢性龈缘炎的患者,患者的牙列较完整,其中男24例,女16例,年龄18~55岁,平均年龄35.3岁。所有患者在试验前1个月内均未使用过任何抗菌消炎药和口腔含漱液。

2. 药物准备

将复方中草药牙粉(牙得安生物科技有限公司生产)溶于0.9%氯化钠注射液中,配置成5g:100ml的含漱液。

3. 分组与研究方法

将40例患者按随机数字表法分为复方中草药牙粉组(试验组)20例、氯化钠组(对照组)20例。分别在第1、11天检查2组患者的牙龈指数、菌斑指数以及口臭指

数。在第1天检查上述指标后将2种含漱液分别发给2组患者,嘱患者每日三餐后和夜间睡觉前进行刷牙,然后各含漱1次,每次15 ml,1 min 后吐去,30 min 内不漱口、刷牙及进食等。用药10 d后观察疗效。在试验过程中,要求患者不得使用抗菌药物,并保持原有口腔刷牙习惯。

4. 牙龈指数检查

采用改良Loe牙龈指数检测法,计数方法及标准如下:0 分 = 牙龈健康;1 分 = 牙龈轻度炎症,牙龈颜色稍改变,水肿轻,探诊不出血;2 分 = 牙龈中度炎症,牙龈色红,水肿光亮,探诊出血;3 分 = 牙龈重度炎症,牙龈明显红肿,有溃疡,有自动出血倾向。使用钝头牙周探针作检查,每位受试者均检查6颗指定牙,即16、11、26、36、31、46,如果第一磨牙为残根、残冠或缺失等无法检查时检查临近磨牙。每个牙检查4个位点,即近中颊(唇)、远中颊(唇)、颊(唇)和舌面,根据标准给予记分,每个牙的记分为4个位点记分的平均值,每个人的记分为6个受检牙记分的平均值。

5. 菌斑指数检查

采用Quigley - Hein改良的Turesky菌斑指数检测法。对龈上菌斑染色并根据下列标准记分。染色在检查过牙龈指数后进行。0 分 = 无菌斑;1 分 = 牙颈部有散在的点状菌斑;2 分 = 牙颈部有薄而连续的成带状菌斑,不超过1mm;3 分 = 牙颈部菌斑带大于1min,但不超过牙面的1/3;4 分 = 牙菌斑覆盖牙面的1/3 ~ 2/3;5 分 = 牙菌斑覆盖牙面2/3以上。检查如同牙龈指数一样的6颗指定牙,16、26的颊面,11、31的唇面,36、46的舌面,6个牙面的记分的平均值为菌斑指数。

6. 口臭指数

标准如下:0 分 = 无口臭;1 分 = 无自觉口臭,但就诊对话时医生能嗅到;2 分 = 自觉口臭,且就诊对话时医生能够嗅到;3 分 = 严重口臭,就诊时患者不说话医生也能嗅到。

7. 统计学方法

采用SPSS11.5软件进行统计学处理,试验数据以 $\bar{x} \pm s$ 表示,采用t检验,$P < 0.05$ 为差异有统计学意义。

(二)结果

40例患者10 d后复查到39例,复查率达97.5%,其中试验组20例,对照组19例。试验组患者使用复发中草药牙粉后自觉口气清新,口臭减轻,牙龈红肿、出血等症状减轻,对照组未见明显减轻。试验前试验组与对照组牙龈指数、菌斑指数和口臭指数差异均无统计学意义(均$P > 0.05$),试验组试验前后的牙龈指数、菌斑指数和口臭指数差异均有统计学意义(均 P<0.01),而对照组试验前后牙龈指数、菌斑指数和口臭指数差异均无统计学意义(P>0.05),如表 1-4 所示。

表 1-4 2 组治疗前后各观察指标比较

组别	n	牙龈指数		菌斑指数		口臭评价	
		治疗前	治疗后	治疗前	治疗后	治疗前	治疗后
试验组	20	2.20±0.62	1.25±0.79△	2.85±0.87	1.55±0.60△△	1.90±0.55	0.75±0.64△△
对照组	19	2.11±0.57	1.79±0.63**	3.11±1.10	2.79±0.98**	2.05±0.78	1.79±0.85**

注:与同组治疗前相比:P<0.01,P>0.05;与对照组相比,△P<0.05,△△P<0.01。

(三)讨论

慢性龈缘炎又称边缘性龈炎、单纯性龈炎,病损主要位于游离龈和龈乳头,严重时也可波及附着龈。慢性龈缘炎主要是由在龈缘附近的牙面上长期积聚的牙菌斑引起,临床表现为牙龈色、形、质等的改变。患龈缘炎时游离龈和龈乳头从正常的粉红色变为深红或暗红色,龈缘变厚,龈乳头变为圆钝肥大,牙龈可变得松软脆弱、缺乏弹性,龈沟液增多、探诊易出血,有些患者偶尔感到牙龈局部痒、胀等不适,并有口臭等。临床上治疗慢性龈缘炎除洁治术外,药物治疗也是临床常用的治疗方法。

复方中草药牙粉由多种中草药制备而成。牙粉的主要成分有升麻、地骨皮、羌活、青盐、龙胆草、梅片等。升麻植物属于毛茛科,具有清热解毒、抗炎、止血、镇痛、升阳举陷等功能,主要被用来治疗牙龈出血、口舌生疮、咽痛、头痛寒热、痈肿疮毒等。地皮骨为茄科灌木植物枸杞的根皮,含甜菜碱、胆碱、亚油酸、亚麻酸、地骨皮甲素等有效成分,具有凉血、退热消肿、抑制金黄色葡萄球菌和伤寒杆菌、牙龈止血、降压、降糖、降血脂、调节免疫等功能。羌活为伞形科植物羌活的干燥根茎,具有解热镇痛、抗菌以及舒解肿胀等作用。青盐为一种富含氯化钠的矿物,对防止蛀牙、去除垢膜有效,主要治疗齿舌出血、牙痛等。龙胆草是龙胆科植物龙胆的干燥带根茎的根,具有抗炎和抗菌功能,有促进胃液分泌、防治口臭等疗效。梅片含枸杞酸、苹果酸等,具有生津、抗过敏、抗菌等作用。复方中草药牙粉可以有效抑制牙菌斑和牙龈炎的发生。

本研究通过观察慢性龈缘炎患者使用复方中草药牙粉治疗前后牙龈指数、菌斑指数及口臭指数等临床指标的变化,同时与生理盐水作对照。结果发现:2 组病例用药前各指标的组间比较无明显差 54 异(P>0.05),2 组试验数据具有可比性;用药前后试验组的各项指标比较有显著性差异(P<0.01);2 组病例用药后各指标的组间比较亦有明显差异(P<0.05 或 P<0.01);用药前后对照组的各项指标比较无明显差异(P>0.05)。

复方中草药牙粉对于刷牙、洁牙等机械清除牙菌斑的方法有辅助作用,但不能完全替代刷牙、洁牙等机械清洁方法。其可有效抑制和延缓菌斑的形成,以达到治疗和缓解牙龈炎症的作用。

三、青春期龈炎患者牙周可疑致病菌的检测

青春期龈炎是受内分泌因素影响的牙菌斑性牙龈病。牙龈是性激素作用的靶器官,青春期少年体内性激素水平升高,导致牙龈组织中前列腺素 E 生成增多,上皮屏障功能降低,对局部刺激反应性增高,牙龈炎患病率和严重程度达到高峰。长期未经治疗的牙龈炎可向深部组织扩展引起牙周炎。

滞留的菌斑作为牙周病的重要危险因素之一,与牙周病的发生、发展关系密切。目前,对于青少年龈下菌斑细菌学研究较少,本项研究分析了青少年不同程度牙龈炎龈下菌斑中几种牙周可疑致病菌的检出率和菌落计数的变化,以及细菌检出结果与牙周临床参数的相关性;探讨牙龈炎与牙周炎发生过程中,相关细菌的演变特点及其与临床表现的关系,为早期防治牙周炎提供依据。

(一)资料和方法

1. 研究对象与分组

选择 2006 年 6 至 10 月于首都医科大学口腔医学院儿童口腔科及牙周科门诊就诊的 11 至 17 岁患者共 54 例,平均(14 ± 2.01)岁,其中男性 28 例,女性 26 例,严格按照 1999 年牙周病分类国际研讨会所制定的标准划分为 3 组:青春期龈炎组(G 组)30 例;牙周健康对照组(H 组)15 例;慢性牙周炎对照组(P 组)9 例。3 组共同的纳入条件:全身无系统性疾病;无牙周治疗史;6 个月内未服用抗生素;咬合关系正常。所有研究对象均知情同意参加本项研究。

2. 临床检查

记录所有研究对象的牙龈指数(Gingival Index,GI)、探诊深度(Probing Depth,PD)、出血指数(Bleeding Index,BI)及附着丧失(Attachment Loss,AL)。

3. 龈下菌斑样本的采集与细菌培养

(1)取样位点

每位受检者均选取近中颊侧位点的龈下菌斑样本 2 个,共计 108 个样本。H 组选择无龋前、后牙各 1 个样本,共 30 个,取样位点满足 PD ≤ 3 mm,AL = 0 mm,BI = 0;G 组、P 组选择炎症反应最重的前、后牙各取 1 个样本,G 组共 60 个样本,取样位点满足 PD ≤ 3 mm,AL = 0 mm,BI ≥ 1;P 组共 18 个样本,取样位点满足 PD > 3 mm,AL > 1 mm,排除该位点是由于局部因素(充填体悬突、龋坏、食物嵌塞等)所致的牙周破坏。另将 G 组根据取样位点的 GI 分为:轻度炎症组(GI:1,20 个样本)、中度炎症组(GI = 2,19 个样本)、重度炎症组(GI = 3,21 个样本)。

(2)取样方法及样本处理

取样牙刮除龈上菌斑,隔湿吹干,用内径为 1 mm 的无菌不锈钢取菌环深入至龈沟或牙周袋底刮取龈下菌斑,将取菌环剪入盛有无菌生理盐水的 EP 管中即刻送检。

(3)细菌培养、鉴定与计数

标本原液稀释后接种于选择培养基与非选择培养基,37℃恒温培养 3~5d,各种细菌所用的培养基及培养条件,如表 1 - 5 所示。根据菌落和菌体形态、革兰染色及生化鉴定进行菌落计数。计算各菌种每毫升标本原液的菌落形成单位,用对数表示。

表 1 - 5　各种细菌所用的培养基及培养条件

细菌	培养基	培养条件
产黑色素菌群	非选择性培养基(CDC 培养基)	厌氧
具核梭杆菌	具核梭杆菌选择性培养基(CVE 培养基)	厌氧
放线菌	放线菌选择性培养基(CFAT 培养基)	微需氧
伴放线杆菌	伴放线杆菌选择性培养基(TSBV 培养基)	微需氧

4.统计学分析

采用 SPSS10.0 统计软件分析数据,根据资料性质分别采用单因素方差分析和秩和检验比较不同试验组间的菌落计数差异,检出率的比较采用 xo 检验,细菌检出与牙周指数之间的相关关系采用 Spearman 相关分析。

(二)结果

细菌检出率比较:各组细菌检出例数和检出率,如表 1 - 6 所示。G 组具核梭杆菌和产黑色素菌群的检出率明显高于 H 组($x = 11.902, x = 6.3, P < 0.01$);产黑色素菌群和伴放线杆菌的检出率明显低于 P 组($x = 27.3, x = 9.413, P < 0.01$)。

表 1 - 6　3 组龈下菌斑的细菌检出情况(单位:%)

组别	样本数	产黑色素菌群*	具核梭杆菌*	伴放线杆菌*	放线菌
健康对照组	30	1(3)	9(30)	6(20)	24(80)
牙龈炎组	60	18(30)	41(68)	20(33)	56(93)
牙周炎对照表	18	18(100)	17(94)	13(72)	16(89)

注: * 为三组标价,P < 0.01。

细菌数比较:各组细菌菌落计数,如表1-7所示。G组与H组相比,放线菌、具核梭杆菌、产黑色素菌群的菌落计数明显增高(P值均<0.01),伴放线杆菌在G组与H组差异无统计学意义(P>0.01);P组与G组相比,产黑色素菌群、具核梭杆菌、伴放线杆菌的菌落计数均明显增高(P<0.01);放线菌在G组与H组间差异无统计学意义(P>0.05)。

表1-7 各组细菌菌落计数比较(1gCFU/ml,x±s)

组别	样本数	产黑色素	具核梭杆菌	伴放线杆菌	放线菌
健康对照组	30	3.1±0.4	2.6±0.3	2.6±0.3	4.2±0.8
牙龈炎组	60	3.7±1.1	4.0±0.8	2.5±0.9	5.3±0.8
轻中度炎症组	39	3.1±0.5	3.8±0.7	2.5±0.8	5.3±0.9
重度炎症组	21	4.7±1.2	4.4±0.8	2.6±0.9	5.4±0.7
慢性牙周炎对照组	18	6.6±1.0	5.5±1.0	4.2±1.7	4.9±1.0

轻、中度牙龈炎症组与重度炎症组、H组、P组的细菌数比较。G组轻度炎症组和中度炎症组中细菌菌落计数差异无统计学意义,将其合并为轻中度炎症组,对比其与重度炎症组、H组、P组发现,牙龈轻中度炎症组较之H组,具核梭杆菌和放线菌的菌落计数明显增加,差异有统计学意义(P<0.01);牙龈重度炎症组与轻中度炎症组相比,产黑色素菌群和具核梭杆菌菌落计数明显增加,差异有统计学意义(P<0.01);而P组与牙龈重度炎症组相比,产黑色素菌群、具核梭杆菌、伴放线杆菌的菌落计数均明显增加,差异有统计学意义(P<0.01)。

临床症状与细菌检出结果的相关性:所有样本的牙周临床指标(BI、PD和AL)与细菌检出结果相关性分析如表1-8所示。牙周临床指标与产黑色素菌群、具核梭杆菌、伴放线杆菌的检出率和菌落计数均呈正相关(P<0.01),BI和PD与放线菌的菌落计数呈正相关(P<0.01)而与其检出率无显著相关性(P>0.05)。

表1-8 各种细菌的检出率、菌落计数与BI、PD及AL的相关关系(r值)

细菌	BI	PD	AL
产黑色素菌群			
检出率	0.732	0.655	0.604
菌落计数	0.765	0.699	0.704
具核梭杆菌			
检出率	0.545	0.501	0.301

续表

细菌	BI	PD	AL
菌落计数	0.736	0.713	0.560
伴放线杆菌			
检出率	0.359	0.343	0.364
菌落计数	0.445	0.446	0.484
放线菌			
检出率	0.152	0.131	0.012
菌落计数	0.370	0.311	−0.700

注：BI：出血指数；PD：探诊深度；AL：附着丧失；$P<0.01$。

(三)讨论

检测龈下菌斑微生物的方法有多种，细菌培养作为微生物学检查的传统方法，操作简便、稳定可靠、成本低廉，常用于分析菌斑内菌群变化，本项研究采用选择性培养基及生化鉴定手段，确保了试验的准确性。

牙龈炎可以逐渐转化为牙周炎。牙周炎初期，牙周探诊深度和附着丧失等变化不明显，早期发现和诊断牙周炎有一定困难。临床检查只能发现已经发生的牙周破坏，而菌斑中细菌种类和数目的变化却先于临床改变，因此检测龈下菌斑中某些牙周可疑致病菌可以帮助判断疾病活动性、评价宿主易感性、预测疾病发展。

以往研究表明，牙周健康时龈下菌斑以放线菌等革兰阳性菌为主，牙龈炎时革兰阴性牙周致病菌和革兰阳性球菌并存，龈炎后期革兰阳性菌减少，具核梭杆菌、产黑色素菌群等革兰阴性牙周可疑致病菌继续增加。慢性牙周炎时，与牙周炎发生、发展关系密切的非附着龈下菌斑中以革兰阴性厌氧菌为主。放线菌作为牙菌斑生物膜中早期定植菌种为后续菌种黏附创造条件，其中黏性放线菌与龈炎密切相关，在龈炎形成的初期起作用。具核梭杆菌是菌斑形成过程中早、晚期定植菌的黏接桥，具核梭杆菌的增多为后续定植的革兰阴性菌的黏附创造了条件。产黑色素菌群中占主要比例的牙龈卟啉单胞菌(Porphyromonasgingivalis)和中间普雷沃菌(Prevotellaintermedia)是两种重要的牙周可疑致病菌，其相关毒力因子可侵入并破坏宿主组织，逃避宿主防御系统，在各型牙周炎的深牙周袋和附着丧失部位检出率很高，而具核梭杆菌的检出数量、检出率与牙周组织的炎症破坏程度密切相关。

本项研究中 H 组放线菌检出率为80%，而革兰阴性产黑色素菌群、具核梭杆菌和伴放线杆菌也有一定检出,表明牙周健康部位的龈下菌斑中以革兰阳性菌为主,也存在少量牙周致病菌。G组放线菌检出率为93%,菌落计数较H组明显增高,产黑色素菌群和具核梭杆菌的检出率和菌落计数也较H组明显增高。龈炎初期和后期龈下菌斑细菌构成特点不同:牙周健康、牙龈轻中度炎症,发展到重度炎症直至牙周病损出现,产黑色素菌群和具核梭杆菌菌落计数逐渐增加,且各组之间差异有统计学意义。另外,细菌检出结果与临床指数的相关性分析表明,产黑色素菌群、具核梭杆菌的检出率和菌落计数均与临床牙周指标(BI、PD和AL)呈显著正相关。放线菌的检出率和菌落计数除了在牙龈轻中度炎症组较H组有明显增高外,在重度炎症和牙周炎组均未明显增多,说明此类革兰阳性菌并非深牙周袋中优势菌,与以往研究结果一致。

本项研究中P组较重度牙龈炎组伴放线杆菌明显增多,提示伴放线杆菌增多可能是牙周炎初始的细菌变化特点之一,与Timmerman和vanderWeijden13研究结果一致。以往研究中关于牙周病患者龈下菌斑中伴放线杆菌检出率结果并不一致,本研究中伴放线杆菌检出率较以往国内部分研究略高,可能与受试者年龄11~17岁及无牙周治疗史有关。Komiya等研究表明伴放线杆菌检出率在十几岁年龄组中最高。

综上所述,龈炎部位存在着与牙周炎相关的细菌,它们参与牙龈炎症时的牙周破坏,与牙龈出血及牙周袋加深有一定关系。牙龈炎进展为牙周炎是一个连续的过程,重度牙龈炎症时龈下菌斑在细菌学方面已具备了某些牙周炎时期的特点,因此对于重度牙龈炎患者临床上应给予足够的重视。

四、间隙刷对固定正畸伴妊娠性龈炎效果研究

固定正畸使用的固定矫治器是一种高效的矫治器,但是固定矫治器对牙体、牙周组织会产生不良影响,牙周组织炎症是其中之一。近年来,育龄期女性接受正畸治疗的患者不断增多,而妊娠本身会诱发和加重牙龈炎。本文旨在探讨经过牙周基础治疗后使用Bass刷牙法+牙间隙刷治疗固定正畸伴妊娠性龈炎患者的效果,现报道如下。

(一)临床资料

1. 一般资料

选择我院口腔科2005年2月—2011年2月接受正畸治疗的育龄期女性患者,在接受正畸治疗3~12月妊娠,共18例,平均年龄24.8岁,均出现程度不等的妊娠期龈炎。查体患者牙龈红肿,牙石或伴软垢。将患者随机分为实验组和对照组各9例,2组一般资料有可比性。

2. 方法

①向患者进行口腔卫生宣教和刷牙指导,讲解妊娠合并牙龈炎的危害。②进行牙周基础治疗。首诊时用3%过氧化氢加生理盐水冲洗牙龈及牙面,龈沟上碘甘油,嘱患者刷牙后继续用3%过氧化氢加生理盐水含漱,3~7d复诊,用超声波洁治术彻底去除结石及菌斑,术后继续使用含漱药物。对牙龈重度肿胀者,必要时术前术后给予青霉素类药物口服3 d。③牙周基础治疗后1周复诊,实验组由1名医师花3 min指导牙间隙刷的使用方法,然后由患者自行使用间隙刷进行牙间隙区域的清洁,反复练习,直至患者掌握。④实验组牙周基础治疗1周后采用改良Bass刷牙法+牙间隙刷清洁牙面,对照组仅使用改良Bass法清洁牙面。

3. 观察方法与指标

检查时选择Ramfjoid指数牙16,21,24,36,41,44为受试牙,检查位点为近中唇(颊)、远中唇(颊)、舌面、正中唇(颊)面,分别于牙周基础治疗1周、1个月、3个月后进行牙龈指数(GI)、菌斑指数(PLI)和龈沟出血指数(SBI)的测定,由同一医师检查并记录。GI:根据牙龈病变的程度分为0级~4级。0级,正常牙龈;1级,牙龈轻度炎症及水肿,探诊不出血;2级,牙龈中度炎症,牙龈发红,水肿,光亮,探诊出血;3级,牙龈重度炎症,牙龈明显红肿、水肿、溃疡,有自发性出血的倾向。PLI:根据目测加探诊的方法,记录龈缘附近菌斑的厚度及量。每个牙分别为颊面近中、中央、远中和舌面4个区,分别记分。4个分值的总和除以4即为该牙的分值,各牙的分值相加除以受检牙数即为该个体的分值。0分,在近龈缘处的牙面上无菌斑;1分,在近龈缘处的牙面上有薄的菌斑,但肉眼看不到,只有用探针尖的侧面划过牙面时才能发现;2分,在龈缘区或牙邻面有肉眼可见的中等量菌斑;3分,在龈沟内和/或龈缘区及邻近牙面有大量软垢。BI:将牙周探针轻探至龈缘以下,观察出血程度。0度,无出血;1度,牙龈略有水肿但不出血;2度,点状出血;3度,线状出血;4度,出血溢出龈缘。

4. 统计学方法

采用SPSS10.0软件进行统计分析,计量资料比较采用t检验。

(二)结果

固定正畸伴妊娠性龈炎患者牙周基础治疗1周后,2组牙龈轻度炎症,有轻度水肿,探诊不出血,2组GI、PLI、SBI指标比较未见显著性差异(P均>0.05);1个月后对照组各指标轻度上升;3个月后2组各指标比较有显著差异(P<0.05)。见表1-9。

表 1-9 牙间隙刷使用后 GI、PLI、SBI 的比较（$\bar{x} \pm s$）

组别	n	时间	GI	PLI	SBI
实验组	9	基础治疗 1 周后	1.17 ± 0.25	1.31 ± 0.15	1.06 ± 0.43
		基础治疗 1 个月后	1.30 ± 0.41	1.58 ± 0.52	1.38 ± 0.32
		基础治疗 3 个月后	1.42 ± 0.36①	1.87 ± 0.21①	1.56 ± 0.39①
对照组	9	基础治疗 1 周后	1.18 ± 0.26	1.29 ± 0.22	1.12 ± 0.36
		基础治疗 1 个月后	2.15 ± 0.67	2.74 ± 0.38	2.40 ± 0.25
		基础治疗 3 个月后	2.54 ± 0.39	2.88 ± 0.19	2.84 ± 0.45

注：①与对照组比较，$P < 0.05$。

(三) 讨论

固定正畸伴妊娠患者牙龈炎发生的原因，固定矫治器是口腔正畸的一种高效矫治器。固定正畸治疗期间牙周组织炎症的原因有多方面：

带环对龈缘的机械刺激；

过多黏合剂产生的化学刺激；

矫治器与软组织之间的食物嵌塞；

矫治器影响刷牙的有效性，菌斑增加；

正畸治疗过程中的创伤；

不适当的矫治力加重已有的牙周病变。

妊娠期是女性的一个特殊时期，妊娠期间牙龈炎的发病率高，北京地区抽查妊娠期牙龈炎发病率为 90.3%。

妊娠期牙龈炎发生可能与以下因素有关：

妊娠期体力下降，注意力分散，易放松对口腔的清洁。

妊期为加强营养，进食次数增多，食物含糖量增加，早孕反应及孕期返酸使口腔环境恶化。

孕妇内分泌改变缺钙引起唾液分泌减少，口腔自洁作用变差。

孕期雌激素、孕激素增加，使毛细血管扩张充血，血管通透性增加，牙龈内炎症细胞和液体渗出量增加，如加重炎症反应；同时，血浆中黄体酮及雌激素水平升高，有利于菌斑内中间普氏菌繁殖，细菌及其产物可促进炎症介质，如前列腺素 E2、肿瘤坏死因子 α 等表达和释放，容易引起牙周组织感染。

加强患者口腔卫生宣教肖梅等研究显示，孕妇软垢检出率为 98.0%，牙结石检出率为90.0%,对妊娠期牙龈炎患者首先进行牙周基础治疗,去除菌斑和结石,去除牙龈炎的始动因素。强调正确的刷牙方法,每天刷牙3次,时间3~5 min。注意每个牙面的清洁,特别是舌侧面的清洁,避免妊娠期正畸患者害怕刷牙出血而减少刷牙次数及时间,造成恶性循环。

口腔卫生与生殖健康密切相关。孕妇的口腔疾病与不良妊娠结局紧密相连。Farrell等的研究发现牙周组织炎与晚期流产有关;Madianos等发现,牙周疾病与早产密切相连,一般孕妇的早产发生率为1.1%,患有轻度牙周病的孕妇为3.5%,中、重度牙周病孕妇为11.1%;Jeffcoat等亦发现,患牙周疾病的孕妇早产发生率较牙周健康的孕妇高3~8倍,且牙周炎越重,早产发生的孕周越早。Kunnen等通过病例对照研究发现,在校正年龄、教育程度、抽烟、体质量指数后,重度牙周组织炎孕妇发生早发型子痫前期的危险度比值为7.9。Lopez等将390例牙周病孕妇随机分成2组,一组在妊娠第22周之前接受治疗,另一组延迟至产后治疗,结果发现产前接受治疗的孕妇早产发生率为1.8%,远远低于未治疗组的10.2%。

牙间隙刷的临床效果,实验组在刷牙后配合使用间隙刷,1个月后与对照组比较在GI、PLI、SBI上出现差异,3个月后有显著差异。说明间隙刷使用后对妊娠性龈炎有明显改善作用。因为患者戴用固定矫治器后,弓丝和托槽阻碍到牙刷机械清洁作用,菌斑容易在牙面残留,特别是弓丝下方牙齿邻接面,该位置是龈谷薄弱区,抵抗力低,牙周病易发于此,使用间隙刷伸入牙间隙,可以有效地清洁邻接面菌斑,降低牙周病的发病率。且间隙刷使用方便,患者容易掌握及接受,刷头可以经常更换。

近年来,育龄期女性正畸患者增多,对于妊娠期龈炎的正畸患者,由于患者对口服或外用药物治疗有顾虑,担心影响胎儿健康,治疗上尽量减少药物使用,使用改良Bass刷牙法配合间隙刷可以减轻妊娠性龈炎,推荐使用。

五、微波热凝治疗增生性龈炎

增生性龈炎是牙龈组织在慢性炎症的基础上受到某些局部因素刺激而发生的炎症性增生,主要表现为牙龈组织明显的炎性肿胀,同时伴有细胞和胶原纤维的增生,是口腔科日常门诊比较常见的一种疾病,好发于青年人。传统的治疗方法是在去除一切局部刺激因素后采用手术切除,但术中易出血,影响术野清晰度,术后创口需缝合止血,有时还需要加压包扎等,操作烦琐。微波热凝技术是应用微波热效应原理对组织进行高温凝固,是20世纪80年代初医学领域兴起的一项治疗新技术。它作为有效的控制出血和摧毁组织的方便手段,近几年在临床上应用日渐增多。笔者应用此项技术治疗增生性龈炎50例,均取得满意的效果,现报告如下。

(一) 临床资料

1. 一般资料

本组50例,女32例,男18例。年龄12~45岁,平均28岁。以前牙区多见,尤以上前牙龈乳头为主。牙龈增生位于唇(颊)39例,舌(腭)侧11例。龈缘肥厚,有的覆盖牙冠达1/2~2/3,龈乳头呈球状增生。

2. 使用仪器

珠海市和佳医疗设备有限公司生产的使用频率为2 450 MHz、波长为12.25cm的CYP-型微波综合治疗仪。此仪器有治疗和理疗两种功能。治疗时输出功率和治疗时间连续可调(功率1~200 W,时间1~99 s),配有多种辐射终端探头(有针芒状、单针状、双针状及圆柱状,针长1cm)和脚踏控制开关。

3. 治疗方法

调节微波治疗仪,功率30 W,辐射时间15 s,选择脚踏开关控制输出时间。术区用2%碘酊常规消毒,铺消毒巾,术者戴无菌手套,局部利多卡因浸润麻醉。

标定微波热凝切口的位置,将印记镊的直喙(无钩的一端)插入牙周袋内并达袋底,弯喙(有钩的一端)对准牙龈表面,夹紧镊子,使两喙并拢,弯镊刺破牙龈形成一个出血点为标记点,该出血点与袋底位置一致。在术区每个牙唇(舌)侧牙龈的近中、中央、远中处分别做标记点,各点连线即为袋底位置,作为切口的依据。

热凝切除,将微波治疗仪的双针状或单针状辐射探头依次沿着切口线,斜向冠方,与牙长轴呈45°角,插入切口线直达牙面后退出少许,脚踏开关,进行微波热凝,使之形成白色的凝固带,然后用牙龈分离器沿着凝固带刮除需切除的病变组织,刮除过程中如有出血可立即辐射热凝,最后修整牙龈创面。术后创面涂碘仿氧化锌糊剂,常规服用抗生素3~5 d,预防感染。

4. 疗效评定

治愈:经1次微波治疗后,病变完全消失,随访0.5~1年,无复发。有效:经2~3次微波治疗后,病变未完全消失,但明显缩小。失败:经多次微波治疗后,病变不消失或反而扩大。

5. 结果

本组50例全部为一次性完成治疗,术中出血很少,术野清晰。术后创面2周愈合,牙龈再生附着良好,无一例感染,患牙无松动,28例经连续0.5~1年随访,治愈21例,有效7例,有效率100%,均无复发。

(二)讨论

微波是指波长 1 mm～1 m、频率 300～300000MHz 的高频电磁波,20 世纪 30 年代问世,20 世纪 50 年代引入医学。微波的治疗作用主要是利用内生热和外生热两种效应。本文所述方法是利用微波的内生热效应,其治疗的机制是生物体由各种细胞组成,在细胞内外液中含有大量的带电离子和极性分子。当微波辐射时,被辐射的生物组织内带电离子及极性分子发生振动和转动,摩擦产热而使组织内温度逐渐上升,将微波的能量转换为热能,导致组织自身发热,瞬间达到高温,使组织瞬间凝固,具有不炭化、损伤小、无烟雾、无臭味、止血功能强大等特点。微波热凝治疗增生性龈炎时其能使需切除的牙周组织凝固、变性、坏死,然后再经纤维化修复,形成新的鳞状上皮组织,恢复创面,从而达到治疗目的。微波的热效应还可改善微循环,加强了受辐射组织的代谢,提高组织的再生能力。

微波热凝治疗增生性龈炎应注意:①在同一辐射场中,微波对组织的损伤几乎是一致的,其可引起生物软硬组织的变化,导致蛋白质破坏,细胞损伤。微波照射牙体组织时有较强的穿透深度,即使牙体组织对微波存在一定反射,但微波照射牙表面时产生的热量仍足以引起牙髓损伤,牙髓表现为以微波热效应引起的炎症反应为主,牙髓反应在照射后 5 d 最严重。故在治疗时当辐射探头刺入牙龈接触牙体后要稍退出少许,不要直接接触牙体,以防刺激牙髓引起牙髓炎;也不要接触牙槽骨,以防牙槽骨破坏。②微波照射牙体时有合适剂量参数,张海泉等认为对于牙釉质,其合适剂量为 60 mA,牙本质的合适剂量为 35 mA,牙骨质的合适剂量为 25 mA。若超过微波照射的合适剂量参数,可引起牙组织表面炭化发黑,凹窝加深,出现裂隙或碎裂等组织结构损伤,甚至可能引起牙髓组织不可逆的损伤。故在治疗时微波功率应选择物,保持创面干燥,促使肉芽组织生长,加速牙周组织再生愈合。

增生性龈炎多发生于青少年,可能是因为青少年时期组织生长能力旺盛,对局部刺激易发生增殖性反应,加之青春期不够重视口腔卫生以及内分泌改变等诸多因素,使牙龈组织对局部刺激的敏感性增加。因此,在手术前必须去除一切局部刺激因素,保持良好的口腔卫生。术前 1 周须施行洁治术,并教会患者控制菌斑的方法。手术同时作龈下刮治术,彻底去除菌斑牙石,减少其毒素或细菌代谢产物给牙龈造成的刺激,有利于防止病变的复发,还为术区的愈合创造有利条件。微波热凝治疗增生性龈炎操作简便,时间短、创伤小、效果肯定、安全有效,患者无痛苦、易接受,值得在临床中推广应用。

六、中西医结合治疗急性龈乳头炎临床观察

笔者近年应用中西医结合方法治疗急性龈乳头炎 50 例,收效较好。现报告如下。

（一）资料与方法

1. 临床资料

观察对象100例，为本院2009年9月至2013年6月口腔门诊病例，按文献确诊为急性龈乳头炎，患者牙间乳头红肿疼痛，冷热刺激时疼痛加重，部分患者牙有轻度叩痛；患者均在发病后3d内来诊。按门诊号单双为序随机分为治疗组、对照组各50例。治疗组男性24例，女性26例；年龄24～75岁，中位年龄41岁。中医辨证属肾阴亏损、虚火炎22例，胃火上蒸28例。对照组男性27例，女性23例；年龄21岁～68岁，中位年龄42岁。两组资料差异无统计学意义（$P>0.05$）。

2. 治疗方法

两组均行全口洁治、龈下刮治术，除去邻面的牙石、菌斑、食物残渣等局部刺激物，用1%～3%过氧化氢溶液局部冲洗牙间隙，然后局部涂敷2%碘甘油敷以碘甘油或复方碘液；口服甲硝唑或牙周宁。疼痛剧烈可酌情局部封闭。治疗组在此基础上加用中药辨证治疗。①肾阴亏虚、虚火炎症（症见牙龈轻度红肿萎缩，或有出血，牙根宣露，牙齿松动，口渴咽燥，头晕耳鸣，腰膝酸软，手足心热，睡眠差，舌质红苔少，脉细数），治以滋阴补肾，泻火止痛。药用知柏地黄丸方加减：知母20g，黄柏15g，熟地黄30g，山药20g，山茱萸肉20g，茯苓15g，牡丹皮15g，泽泻15g，枸杞20g，白茅根30g，肉桂5g。②胃火上蒸证（牙龈红肿明显，疼痛、出血，口臭口苦，喜冷饮，胃脘嘈杂，尿黄，大便秘结，舌质红，苔黄厚，脉洪大或滑数）治以清胃泻火，消肿止痛。药用清胃散加味：黄连15g，生地黄30g，牡丹皮30g，升麻10g，生石膏30g，黄芩15g，连翘20g。中药水煎服，每日1剂。两组均治疗3d，并对患者进行卫生宣教。

3. 疗效标准

治愈：炎症表现消失，龈乳头形态恢复正常。有效：炎症表现明显减轻，牙龈指数（GI）下降至少50%。无效：病情无改善，甚或加重。

4. 统计学处理

计量资料以（$\bar{x}\pm s$）表示，采用χ^2检验、t检验和Ridit分析。$P<0.05$为差异有统计学意义。

（二）结果

两组综合疗效比较，如表1-10所示。结果显示治疗组疗效优于对照组（$P<0.05$）。治疗组肾阴亏损、虚火炎症22例中，治愈12例，有效6例，无效4例；胃火上蒸证28例，治愈23例，有效5例。两证疗效比较以胃火上蒸证为优（$P<0.05$）。

表 1-10　两组综合疗效比较(n)

组别	N	治愈	有效	无效	总有效
治疗组	50	35	11	4	46(92.00)△
对照表	50	13	26	11	39(78.00)

注：与对照表比较，△$p<0.05$。

两组治疗前后牙龈指数、龈出血指数比较，如表 1-11 所示。结果显示两组治疗后指数均有改善($P<0.05$)，治疗组改善更为明显($P<0.05$)。

表 1-11　两组治疗前后牙龈指数、龈出血指数比较($x±s$)

组别	治疗前/后	牙龈指数	龈出血指数
治疗组	治疗前	2.66±0.51	3.66±0.12
(n=50)	治疗后	1.04±0.32	1.72±0.30
对照组	治疗前	2.65±0.45	3.70±0.18
(n=50)	治疗后	1.98±0.40	2.02±0.21

注：与本组治疗前比较，$p<0.05$；与对照组治疗后比较，△$p<0.05$。

(三)讨论

急性龈乳头炎多为食物嵌塞、不良修复体或牙间龈乳头受到机械或化学刺激所致，表现为胀痛、无牵涉痛，患者一般可指出患牙；检查可见龈乳头充血水肿、易出血，可见食物残渣等刺激物。本病多为以厌氧菌为主的混合感染，局部处理应除去邻面的牙石、菌斑、食物残渣等，用过氧化氢液冲洗牙间隙，然后敷以防腐剂，炎症能消退；继以消除病因如修改不良修复体等。

中医学认为，本病患者多素体胃火较盛，嗜食辛辣，如遇风热邪毒外犯，引动胃火循经上蒸牙床，气血壅盛化腐而为痛；《辨证录》谓"人有牙齿痛甚不可忍，涕泪俱出者，此乃脏腑之火旺，上行于牙齿而作痛也"，即指此类胃火所致牙痛。又肾主骨，齿为骨之余，如患者肾阴亏损，虚火上炎，牙失荣养，也可致痛，即《辨证录》谓"人有牙齿疼痛，至夜而甚，呻吟不卧者，以肾火上冲之故也"。是故根据辨证，分别施以清胃泻火、滋肾泻火，配合常规处理，而受到较好效果。

由于急性龈乳头炎致病因素较多，发病机制比较复杂，治疗上必须注意除去局部刺激因素，要求患者养成良好的生活习惯。本观察表明，在这些处理措施的基础上辨证使用中药，能有效提高疗效。

第二章　牙周病的基础治疗

一、洁治术的经验与体会

牙周病是口腔科的常见病和多发病,主要包括牙龈炎和牙周炎。据统计:我国牙龈炎的患病率为72.25%,牙周炎为50%。无论是牙龈炎还是牙周炎,主要病因是牙菌斑和牙结石。据报道,牙结石的检出率为18%。由于菌斑内含有大量的细菌产物,可刺激牙龈组织引起牙龈炎,且可成为牙石沉积的基础。牙垢是由食物残渣、脱落的口腔黏膜上皮以及唾液里的黏液混合而成,唾液中的矿物盐沉积于牙垢上形成坚硬的牙石,牙石长期停留于龈缘及龈沟内,造成持续性的机械刺激,损害牙龈组织,引起慢性炎症。因此,洁治术已成为治疗牙周病最基本的有效方法之一。

所谓"洁治术"是用特制的手用洁治器或超声波洁牙机除去牙面的菌斑、牙石、色素和其他沉积物的一种物理治疗方法,该方法可有效地清除牙石对牙周组织的刺激,促进炎症消退,恢复牙周组织的健康。一年来,笔者对2500例牙周病的患者施行了洁治术,在此报告洁治术的经验及体会。

(一)一般资料

本组病例共2500人,其中男性患者1000人,女性患者1500人,平均年龄为30岁。牙龈炎1800例,牙周炎700例,Ⅰ度牙结石500例。

(二)洁治方法

1. 洁治器械

手用洁治器包括前后镰形洁治器及锄形洁治器。超声波洁牙机是瑞士产的40~50功率的洁牙机。

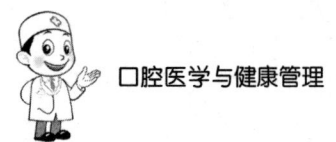

2. 术前准备

备好超声波洁牙机和各种形态的工作头。

治疗盘内备好消毒好的手用洁治器，口镜一个，探针一支，镊子一把，吸管一条，打磨刷一个，2%碘酊及75%酒精棉球数个。

漱口杯一个，治疗巾一条，纸巾少许，打磨膏一支，口罩一个，手套一对，棉签一扎，碘甘油一支，1%碘酊消毒液一瓶，1.5%过氧化氢溶液一瓶，生理盐水一瓶。

询问病人是否有出血史，必要时检查血小板及出凝血时间，以防洁治术后出血不止。

用通俗易懂的语言将病情和拟作的方法告诉患者，交代清楚术中可能出现的牙齿酸痛，让病人尽量放松，配合完成洁治术。

3. 洁治方法

用肥皂洗双手，戴好口罩、手套。

围上治疗巾，用1.5%过氧化氢溶液、生理盐水或其他漱口剂漱口，继用1%碘酊消毒棉签消毒法治区的龈缘，以预防感染。

调整椅位，使患者下颌牙平面与地面平行。

根据患者牙结石、菌斑、色素的沉积程度调节超声波洁牙机的功率（一般40～50瓦）和水的大小；用脚踏启动开关，不可连续长时间使用，应间断开启，以保证功效。

洁治术的顺序：从牙石少的地方开始，因牙石多的地方炎症严重，容易出血。术者站在右前方，依次洁治双侧后牙，从一侧下颌后牙的远中面开始，依次将该牙的远中颌、颊侧及近中颊洁治干净，再到舌侧面。术者转到右后方，左手绕过患者头部，从左侧口角处将口镜放入口内，右手持洁治器或超声波手柄从口腔右侧进入口内，洁治下前牙的舌侧面和唇侧面。完成下牙洁治后，调节椅位，背靠稍向后仰，使患者上颌牙胎平面与地面成45度左右，从M的唇侧面开始，再依次到上个唇侧面，然后再利用口镜的反光作用洁治聘侧面。

洁治术的支点：用握笔的方式把持超声波洁牙机头或手用洁治器，以小指或无名指作支点；手用器械操作近距离用中指作支点，远距离用无名指作支点，支点位置越靠近洁治区越好，支点要牢靠，防止滑动，动作要轻巧，以免损伤牙龈组织。

选用洁牙机去除大部分牙结石后，再用手用器械作最后处理，手用洁治器的使用是利用杠杆运动，结合拉力和推力，去除残余的牙结石，力量要适中，注意勿损伤牙龈。

用打磨刷将牙面及牙颈部打磨光滑，再于龈沟或牙周袋内上碘甘油，避免感染。

(三)工作体会

采用以超声波洁牙机洁治为主,手用洁治器为辅助器械施行洁治术。二者各有优缺点,超声波洁牙机具有高效、省力、省时,且洁治术后牙龈组织愈合比手用洁治要好的特点,但不易去除龈下牙结石;而采用手用法治器对去除龈下牙结石的效果优于超声波洁牙机,这样手用洁治刚好弥补超声洁牙机的缺点,二者互相结合,保证高质量、小损伤地完成洁治术。

使用超声波洁牙机时工作头在牙面上不要停顿,要始终保持其在牙面上移动,以免造成牙面损伤以及在牙面局部产热;工作头在邻面操作时,注意不要伤及软组织;如果工作头卡在牙齿之间,则应立即停止工作,然后顺着外展隙方向轻轻退出,不能强烈扭动,更不能在工作状态下强行退出;当病人戴有烤瓷牙时,工作头不要直接在冠面上移动,接近牙冠边缘也要特别小心,以免引起烤瓷牙折裂。

在治疗过程中要保持术区视野清楚,注意采光,能直视的尽量直视,不能直视的部位如舌、聘侧面,要充分利用口镜的反光作用,将光源集中于术区。如出血严重的先用1.5%的过氧化氢溶液漱口,再用生理盐水漱口,有止血作用。

牙结石、菌斑清除后,对牙面一定要打磨抛光,使之光滑,防止牙石再沉积。

洁治术后全口牙齿对冷、热、酸、甜会敏感,可建议患者使用脱敏牙膏;出血多的患者可短期给予止血药物;炎症严重的给予消炎药物。

向病人介绍定期洁治术的意义及正确的刷牙方法,因牙石清除后,患者不注意保持口腔卫生,结石又会很快重新沉积的。

洁治术结束后将工作头、打磨刷拆下并浸于0.5%的速消净溶液中30min,消毒好备用。

超声波洁牙机的手柄、打磨的机头先用2%的碘附棉球消毒,再用75%的酒精棉球擦拭,最后用瞬间消毒器消毒10 min,以防交叉感染。

二、超声与手工龈下刮治术治疗慢性牙周炎对比观察

牙周病是人类口腔中最常见的疾病之一,是造成成年人拔牙的首位原因。我国第3次口腔健康流行病学调查显示,全国35~44岁人群的牙周健康率仅为14.5%。龈下刮治术是临床上常用的牙周炎的基础治疗手段。常用的龈下刮治方法有手工龈下刮治和超声龈下刮治。我们对部分慢性牙周炎患者,随机应用手工龈下刮治术和超声龈下刮治术治疗,并对其临床疗效进行了对比观察。现将结果报告如下。

(一)资料与方法

1.临床资料

2008年2~12月就诊的临床诊断为慢性牙周炎的患者共32例,男17例,女15例;年龄18~60岁。纳入标准:口内余留牙≥18个;无全身系统性疾病;1日内未接受牙周治疗;3个月内未服用抗生素和非甾体类药物;女性患者未妊娠。

2.治疗及观察方法

32例患者按初诊时间顺序统一编号,根据随机数字表分为实验组和对照组,各16例。患者首次就诊时即对其进行口腔卫生宣教,指导其掌握牙刷、牙线及牙间隙刷的正确使用方法,同时进行全口超声龈上洁治。龈上洁治1周后复查,选择牙周探诊深度(PD)>4 mm的患牙。实验组共选出患牙91颗,其中前牙36颗、后牙55颗;对照组共选出患牙87颗,其中前牙35颗、后牙52颗。检查并记录患牙的如下指标:菌斑指数(PLI)、龈沟出血指数(SBI)、牙齿松动度(TM)和PD。判断标准:①PLI:0=龈缘区无菌斑;1=龈缘区的牙面有薄的菌斑,但视诊不可见,用探针尖可刮出菌斑;2=在龈缘或邻面可见中等量菌斑;3=龈沟内或龈缘区及邻面有大量软垢。②SBI:0=龈缘和龈乳头外观健康,轻探龈沟后不出血;1=龈缘和龈乳头呈轻度炎症,轻探龈沟后不出血;2=牙龈呈轻度炎症,有颜色改变,探诊后点状出血;3=牙龈呈中度炎症,有颜色改变和轻度水肿,探诊后出血,血在龈沟扩延;4=牙龈呈中度炎症,探诊后出血,血溢出龈沟;5=牙龈有色的改变,明显肿胀,有时有溃疡,探诊后出血或自动出血。③TM:0=生理动度;1=松动超过生理动度,但幅度在1 mm以内;2=松动幅度在1~2 mm;3=松动幅度在2 mm以上。④PD:分别在牙的颊(唇)、舌面远中、中央、近中测量,每个牙取6个位点探诊深度的平均值。上述检查指标作为龈下刮治术前的临床指标。实验组91颗患牙采用超声细线器进行龈下刮治;对照组87颗患牙采用Gracey型龈下刮治器进行手工龈下刮治。术中均采用3%过氧化氢溶液龈下冲洗,并记录每个牙的临床治疗时间。龈下刮治术后6、12周复查患牙的牙周情况,检查及治疗均由同一名牙周科医师完成。

3.统计学方法

采用SPSS16.0统计软件。两组术前、术后临床指标及治疗时间的比较用独立样本均数的t检验,治疗前后组内各指标的比较用方差分析。$P \leq 0.05$为差异有统计学意义。

(二)结果

1. 两组临床指标比较(如表2-1所示)

表2-1 两组治疗前后临床指标比较($\bar{x} \pm s$)

组别	PLI	SBI	TM	PD(mm)
实验组				
术前	2.21±1.05	3.33±1.04	1.26±0.69	5.66±0.95
术后6周	2.07±1.02*	1.25±0.79*	0.68±0.27*	3.54±0.34*
术后12周	2.06±0.96*	1.15±0.53*	0.67±0.19*	3.15±0.45*
对照组				
术前	2.12±1.07	3.41±0.95	1.29±0.71	5.58±0.94
术后6周	2.03±1.01*	1.50±0.68*	0.72±0.30*	3.59±0.42*
术后12周	2.05±0.98*	1.63±0.69*	0.69±0.22*	3.04±0.43*

注:与本组治疗前相比,*$P<0.05$。

2. 两组治疗时间比较

实验组临床治疗时间为(273.0 ± 56.6)s/牙,对照组为(363.7 ± 71.5)s/牙,两组相比,$P<0.05$。

(三)讨论

龈下刮治术是牙周病的基础治疗手段之一,该治疗用比较精细的龈下刮治器刮除位于牙周袋内根面上的牙石、病变牙骨质和袋内壁肉芽组织,以达到消除牙体与牙周组织界面之间的炎性因素,从而恢复牙根表面的生物相容性,形成新的牙周附着。本研究中对32例慢性牙周炎患者在超声龈上洁治术后分别采用超声龈下刮治术与手工龈下刮治术进行治疗。术后6周及12周复查时两组的PLI、SBI、TM、PD与术前比较均有显著改善,表明无论是超声龈下刮治术还是手工龈下刮治术,对去除龈下菌斑、龈下牙石,控制牙炎症都是有效的,与文献报道基本一致。两组术后各项指标差异并无显著性,表明两种龈下刮治方法的疗效相近。但实验组的临床治疗时间显著短于对照组,这种差异主要表现在后牙区。这种治疗时间的差异可能是由于超声细线器比传统的手工龈下刮治器工作头种类多,更适合于后牙多变的牙周袋情况。由于超声细线器操作更省力,其工作头尖细,能够进入细窄牙周袋深部和根分叉区,配合使用抗菌药物行龈下超声冲洗,患者不适感较轻;超声龈下刮治术又可以大大缩短临床治疗时间,易被患者接受。

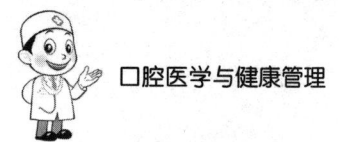

本研究仅从临床角度评价了超声龈下刮治术的短期疗效,在今后的研究中将从细菌学、机体免疫、组织学等多角度进行评价,并增加样本量及远期疗效的观察来进一步探讨两种龈下刮治术的有效性。

三、牙周病松牙固定治疗

临床上主要通过各种类型的牙周夹板固定松动牙,牙周夹板的使用保证了牙周病患牙位置及功能的稳定。

(一)牙周夹板固定生物学原理

松动牙固定的基本原理是将单根或多根患牙与健康牙通过夹板连接成一个新的"多根牙",建立一个新的咀嚼单位。健康牙与患牙共同承担牙合力,并发挥所有基牙的牙周组织潜力,利用正常牙周组织的代偿功能,减轻患牙的牙周负担,使其受力控制在生理范围之内,为牙周组织修复和行使正常功能创造条件。各种牙周夹板使用后,牙周病患牙松动度、牙周炎患者的自觉症状、咬合关系、咀嚼功能及根周牙槽骨密度等方面均有明显改善。Bernal等及Baruch等研究表明,牙周夹板治疗不仅保存了松动牙,并有效地巩固了牙周病治疗效果。Kleinfelder等比较夹板固定与非固定的咀嚼效能,结果证实:使用牙周夹板固定松动牙可使牙周病患牙的咀嚼效能明显增高。

(二)松动牙固定指征

牙周夹板保证了牙周病患牙位置及功能的稳定。使用牙周夹板的指征主要有:①牙周治疗后牙齿仍有松动,患牙牙周支持组织不足以承受正常咬合力,使用牙周夹板可防止引起继发性牙合创伤,阻止牙周病病情进行性加重;②在炎症控制后,牙齿松动度增加,患牙牙槽骨高度降低,松动牙引起明显的咀嚼不适或影响菌斑控制;③牙齿松动度持续性增加,牙周膜间隙不断增宽;④防止牙周病牙齿的病理性移位、患牙矫正到正常位置后的复位。

(三)牙周夹板应具备条件

牙周夹板应具备:①固位力强,固定效果良好,能抵御来自不同方向的牙合力;②对口腔软、硬组织无不良刺激;③不影响咀嚼功能和发音功能;④不妨碍牙周治疗;⑤制作和使用均应简便;⑥符合口腔卫生条件,有自洁作用;⑦舒适、美观。

(四)牙周夹板分类及各类夹板临床应用

牙齿松动是牙周病的主要临床症状之一,牙周组织炎症是引起患牙松动的主要原因。牙周炎患者松动牙的治疗应首先控制菌斑、牙石等局部刺激因素,消除炎症。多数患牙经治疗后,松动度可不同程度地减轻。在治疗后3~6个月的复查时,对仍有松动的患牙,对照松动牙固定的指征,临床上可通过各种适宜类型的牙周夹板对患牙进行固定。

1. 暂时性牙周夹板

常应用于牙周手术或调牙合之前的牙周基础治疗中。对于动度较大的牙齿一般先进行暂时性固定,观察效果,作为恒久性夹板使用前的过渡性措施。依据其类别不同,使用时间可以是几周、几个月甚至几年。随着材料和技术的发展,暂时性牙周夹板也在不断革新和改良。

结扎固定法采用牙线、外科丝线、软不锈钢丝、尼龙丝等作为结扎材料,用连续结扎法,将松动牙固定在邻近的健康牙上,多用于结扎前牙。因其刚度小,固定效果较差,且传力不均匀容易造成牙周组织新的创伤,目前临床上已很少使用。

光固化树脂夹板:光固化树脂夹板适用于松动的下前牙。以往光固化树脂夹板不需作牙体预备,在松动牙和邻牙舌面、邻面覆盖一层树脂,再调磨成形。近来有学者通过增加固位轴沟、改进树脂材料等,对此进行了改良,使得该类夹板的性能得到增强,使用时间也延长。刘学恒采用VITADENT瓷化树脂光固化牙周夹板固定松动上下前牙,观察3~5年,取得了较为满意的临床疗效。但存在覆盖的光固化复合树脂易脱落变色;树脂强度不够,易折裂;树脂层厚,异物感强及造成菌斑堆积等问题。

结扎丝或尼龙丝复合树脂夹板,选用尼龙丝或不锈钢结扎丝,结合复合树脂,形成牙周夹板,多用于前牙。结扎前在牙体磨制槽沟,帮助固位。该方法取材方便,操作简单,经济适用,少磨牙,固位力较强,同时可修复个别牙间隙。但材料的机械性能较差,钢丝或尼龙丝与复合树脂不能形成化学结合,界面之间往往产生剪切力,出现应力集中,导致复合树脂部分甚至完全脱落,结扎丝断裂,牙齿再次松动,治疗失败。

复合树脂加固位丝夹板(磨槽固定术),此夹板又称A夹板,在需固定的前牙舌隆突上或后牙牙合面颊舌径中线处预备一道槽沟,再置入固位丝并添加树脂包埋固定,填平槽沟。固位丝可以是不锈钢丝或多股麻花丝,可用于前牙或后牙固定。在持续性牙周组织破坏的情况下,A夹板可延缓牙齿缺失,延长牙列寿命。该法临床操作简便,成本低,效果长久、可靠,无异物感,克服了传统的牙周夹板结扎丝加复合树脂外形过突,美容效果不佳,易发生龈炎,菌斑易附着于结扎丝上,不易清洁等一系列问题。但树脂与固位丝界面间的剪切力导致应力集中、夹板破坏的问题仍未解决,且该类夹板应用于固定后牙的效果不及前牙稳定。

超强玻璃纤维加流动树脂夹板,超强玻璃纤维加流动树脂夹板是近年来形成的一种新型夹板技术,用于前牙及后牙的松动牙固定。该方法采用新型超强纤维材料加强树脂夹板强度。当纤维加强复合树脂材料承受载荷后,复合树脂内微裂产生、扩展,遇到纤维后,微裂转向,沿纤维和基质之间的界面扩展,然后再相遇、转向、扩展,从而使产生的微裂数倍增,吸收了大量能量。同时,网状交织的纤维,由于经、纬线紧密连接,能防止基质中的微裂融合成导致纤维折断的裂隙。通过这种机制,微裂产生了类似于牙周膜一样的应力中断效应,有利于牙周组织的修复和再生。

超强纤维材料具有较好的抗张强度及较高的弹性模量韧性,化学性质稳定,生物相容性好,构型与牙齿、牙弓一致,色泽透明,与复合树脂为化学性结合,是目前最理想的牙周夹板材料。超强玻璃纤维牙周夹板的美观、舒适和临床效果均优于传统暂时性牙周夹板,而且其临床应用保持时间较长,疗效稳定,可作为永久性或半永久性夹板使用。

可摘式暂时性牙周夹板,可摘式暂时性牙周夹板多为塑料基托式,简易制作的可摘式夹板。具体见可摘式恒久性牙周夹板。

正畸固定矫治器夹板,正畸矫治技术符合松动牙固定的力学要求,通过改变松动牙的冠根比例,分散牙合力,减少了侧向力对牙周组织的损害。有学者将方丝弓固定矫治技术运用于临床松牙固定,并与光固化复合树脂联合夹板进行比较,其临床疗效表明:方丝弓固定矫治技术具有良好的固定松动牙及矫正牙周病移位牙的双重功效,而且因其只在口腔前庭操作,对开口受限的病例尤为适宜。

2. 恒久性牙周夹板

恒久性夹板既能控制病理性松动牙的进展性破坏,又达到了缺失牙修复目的,因而具有夹板固定和义齿的双重功效。患者需长期戴用。一般在牙齿松动度得到一定程度的控制后,进行恒久性牙周夹板修复。相对于暂时性夹板作为过渡性修复体,恒久性夹板则为最终修复体。可分为固定式恒久夹板、可摘式恒久夹板及固定可摘式恒久夹板。可摘式夹板及固定可摘式恒久夹板。

(1)固定式恒久夹板

固定式恒久牙周夹板是指经过黏固,患者不能自行取下,需长期戴用的夹板,有较多分类。①黏结固定夹板:常用于固定轻度松动的下前牙,仅需在舌侧和邻面制备肩台和具有共同就位道的沟槽,用黏较低等优点,目前在临床上使用较为广泛。结剂固定在已酸蚀的基牙上。因为本身强度较差,黏结失败率较高,目前使用已较少。②根管内固定法:适用于重症松动牙的固定,使患牙得以长期保留和行使功能。李萍等报道,对46颗Ⅲ度以上松动的单根牙运用根管内—骨内种植术固定,并进行了10年临床追踪观察,取得满意疗效。该固定治疗可保存重度松动牙,植入根管与牙槽骨内,不涉及邻牙，不加重邻牙负担，且牙表面无附加物，自洁作用好且美观，对牙龈组织无刺激；但操作较复，需严格的无菌操作，术后可能出现疼痛和肿胀等并发症，不适合多个松动牙的固定。③金属固定夹板：常用的是连续铸造金属舌面板，国外有学者报道了一种分段的铸造金属树脂黏结夹板，每颗牙的舌侧金属板以钢丝贯通相连，这种非刚性连接可降低基牙与夹板之间的剪切力。铸造舌面板有很高的密合度和刚度，有明显的制动和传导牙合力的作用，且舌面板体积小，厚度薄，异物感小，对牙体组织磨切少；但相对于树脂类夹板有金属外露，一定程度根据影响外观。④固定义齿式夹板：其设计原理和制作方法不基本与固定义齿修复相同，根据不同的口腔情况，选择全冠、部分冠、嵌体等作为固位体，如有缺牙间隙，则做成桥联冠夹板、金属烤瓷联冠夹板及全瓷联冠夹板。其固定效果好，使用时间长；但切割牙体组织较多，修理困难，价格昂贵。也有学者采用连续铸造嵌体固定夹板，同样可以获得坚固耐用及恢复咬合关系的效果，且切割牙体组织较少，对倾斜和移位的基牙较联冠容易获得共同就位道；但由于金属颜色外露无法用于前牙固定，采用树脂嵌体可克服影响美观问题。

固定义齿式牙周夹板满足了患者的美观要求，固定效果好；但对基牙要求高，牙体组织切割较多，制作要求精密，牙冠边缘如密合不佳，可引起局部的牙龈炎症，不利于牙周病恢复。

(2) 可摘式恒久夹板

可摘式恒久牙周夹板是指患者能自行摘戴、长期使用的夹板。这类夹板的制作方法基本与可摘局部义齿相似，不同的是各种固位装置及卡环的固定部分应位于被固定牙非倒凹区。针对不同口腔情况和牙周病患牙的特点，可选用不同的松动牙固定装置。常用的松动牙固定装置有固定卡环、长臂卡环、连续卡环、悬锁卡环、颊钩、双翼钩、咬合板等。

钴(镍)铬合金是口腔修复常用材料，近来因其有一定致敏或致癌可能而备受质疑。而钛合金生物相容性好，细胞毒性低，无致癌、致敏性，刚度大且重量较轻。Fiilippi 等研究认为，钛合金是一种适用于口腔修复并可制作为具有可观前景的牙周夹板。

(3) 固定可摘式夹板

近年来，随着精密铸造技术在口腔修复领域广泛应用和铸造设备及材料的不断改进，精密附着体、套筒冠、磁性附着体等固定可摘联合义齿也得到迅速普及，并逐渐运用于牙周病松牙固定治疗，以套筒冠为代表，应用较多。国内外诸多学者研究表明，套筒效冠义齿对牙周病患牙有夹板固定作用，而且对基牙扭力小，更利于牙周病的控制及牙周组织的健康。也有学者尝试将磁性附着体用于制作牙周夹板，获得了理想的临杂床效果。

固定可摘式夹板具有良好的修复治疗效果,同时具备可摘及固定式夹板的优点,美观、异物感小、固位效果好且对基牙损伤小,有利于牙周组织、基牙健康;但其牙制备量大,设计及操作较复杂,对医生的临床技能要求较高。

(五)牙周夹板临床使用要点

根据临床或非临床因素应选择不同类型的牙周夹板,同夹板也可联合运用。

如考虑到美观因素,后牙区可摘式夹板与前牙超强纤维夹板联合应用。在夹板设计上应尽量设计呈弧形,在一定条件下增加牙数,有利于牙合力的分散和传导。

在松动牙的牙面上直接制作牙周夹板。

Hughes 等在制作纤维加强夹板时,加入成型硅橡胶印模材料替代木楔子置于外展隙,起到了固定牙齿的作用,同时能防止树脂进入外展隙影响外观。

牙周夹板修复前或修复后均应注意咬合关系的调整,通过调牙合可以消除早接触点和咬合干扰。

夹板修复的效果与患者的配合密切相关,加强对患者修复后口腔卫生指导,并应定期复查,观察牙周状况、咬合状况、义齿的固位与固定效果,及时处理出现的问题,必要时进行牙周基础治疗和手术治疗。

四、不同牙周基础治疗对慢性牙周病的疗效对比

牙周基础治疗是所有牙周病患者都必须接受的最基本治疗,需要进行龈上洁治、龈下刮治、根面平整和牙周冲洗上药。目的在于消除龈下病原微生物,控制龈下菌群生态环境,它是牙周系统治疗的第一步。传统的龈下刮治一般分为 4~6 个象限分次进行治疗,也有学者提出一次性龈下刮治牙周治疗的观点,目的在于提高疗效,减少复诊次数,降低交叉感染概率。本研究对比全口牙周基础治疗一次法与四分法治疗慢性牙周病的临床效果,为临床推广提供客观依据。

(一)材料与方法

1. 病例选择

2009 年 1 月至 2011 年 2 月在我院口腔科确诊为中度慢性牙周炎患者 28 人,其中男性 16 例,女性 12 例;年龄 35~65 岁,平均 50 岁。病例纳入标准:诊断为中度慢性牙周炎,每位患者口内探诊深度≥4 mm,不少于 20 颗牙齿,检测观察牙的 6 个位点,取平均值。6 个月内未接受牙周治疗;无其他系统疾病;不吸烟,女性患者未妊娠;3 个月内未服用抗生素。

2.检测指标及方法

28 例患者随机平均分为一次法 A 组和四分法 B 组,两组患者同时超声波龈上洁治术及口腔卫生指导。1 周后复诊 A 组 24 h 内一次性完成全口龈下刮治术及根面平整;B 组,每周进行 1 个象限的治疗,连续 4 周完成全口龈下刮治术根面平整;所选患牙为第一次治疗的象限。每组观察牙区域刮治结束后 1.3 个月复诊,检查和记录观察牙同一部位的牙周临床指标,作为治疗后的评价。整个治疗过程同一医师操作完成,检测临床指标为另一医师完成。

3.临床观察指标

龈沟出血指数(SBI):按 Mazza 标准分为 0～5 级。菌斑指数(PLI):按 Silness&Le 标准分为 0～3 度。附着水平(AL),以 mm 为单位。

4.统计学处理

使用 SPSS13.0 软件进行统计学分析,治疗前后各指标的比较用配对 t 检验,$P<0.05$ 为差异有统计学意义。

(二)结果

基线时,A 组与 B 组所选观察牙的检查指标,两组间的各项指标均无显著性差异,提示基线时两组的均衡性好,具有可比性。经统计学分析,A 组和 B 组在治疗后 1 个月及 3 个月检查指标 PLI、SBI、AL 较基线明显降低并有显著性差异,两组间比较有明显差异($P<0.05$)。

(三)讨论

牙周疾病是一项需要长期维护的疾病,由于牙菌斑的聚集时常引发慢性牙周炎。一次性治疗的目的是减少牙周袋内以及舌、扁桃体等其他口腔部位的细菌,一次性牙周治疗能够降低治疗过的牙周袋被异位或转移的细菌再感染的机会,同时还可减少患者复诊的次数,提高患者的依从性,减低疾病复发的概率。国外大量研究证明一次性牙周治疗法无论在临床上还是抑制微生物方面,均较传统牙周治疗有明显的优势。本节主要对比全口牙周基础治疗一次法与四分法治疗慢性牙周病的临床效果。回顾性研究两组患者接受不同治疗的疗效情况。在治疗后 1 个月及 3 个月,两种方法的 PD、BI 均较治疗前明显下降,说明无论是一次法还是四分法进行基础治疗,3 个月内均可控制组织炎症,获得很好的临床效果。与四分法组相比,一次法组在基础治疗后 1 个月菌斑指数降低十分明显,说明一次法组的牙周健康状况优于四分法组从微生物的角度对一次性牙周治疗和传统治疗进行比较,一次性牙周治疗微生物降低更显著。

本研究表明无论使用一次法和四分法对慢性牙周炎的患者进行治疗均有效,而一次法大大缩短诊疗周期,再感染率低,患者依从性好,易被接受,值得推广使用。当然在慢性牙周疾病的治疗过程中,需要患者及医师的沟通配合。患者自身口腔卫生的意识加强是控制牙菌斑再生的重要环节。

五、牙周病基础治疗前后龈下菌群的动态观察

牙周病是人类常见病之一,是成人牙齿丧失的主要原因,其中慢性牙周炎(Chronic Periodontitis,CP)是最为常见的一型牙周炎。大量的研究证明牙周菌斑细菌是牙周病的主要致病因素。人类口腔是一个复杂的生态环境,迄今为止,已在牙周部位发现300余种细菌其中10种细菌为证据充分的牙周致病菌。以往研究表明龈下菌群的量、组成和比例等变化与牙周病的发生、发展密切相关。近年研究显示龈下菌群中70%属不可培养或难培养菌,导致牙周致病菌及菌群分析具有一定的困难。随着现代分子生物学技术的发展,尤其是近年应用广泛的16SrRNA保守序列研究,细菌的鉴定有了迅猛发展。变性梯度凝胶电泳(Denaturinggradientgel Electrophoresis,DGGE)因具有不需要培养微生物、利用16SrRNA保守序列扩增全细菌、通过变性梯度凝胶显示全细菌DNA片段等优势,已广泛应用于海洋浮游微生物群落分布类型和小片段基因突变的筛查,而在口腔微生物研究领域内的报道少见。

(一)材料和方法

1. 病例和标本

选择实验对象为26例慢性牙周炎患者(男10例,女16例),选择病例的标准是全口至少有8个牙齿探诊深度超过5 mm,并有附着丧失。患者年龄在31~57周岁(平均年龄41.46周岁)之间、无全身系统疾病、未接受过牙周治疗、近2个月未服用任何抗生素。每个实验对象取探诊深度在5~8 mm之间的一个牙齿作为研究对象,刮匙法取龈下菌斑,置入0.5 mlPBS溶液中保存。

2. 治疗随访计划

患者首次就诊,以治疗前牙周状态为基线,进行口腔卫生教育,指导患者正确的刷牙方法,取龈下菌斑,测量牙周探诊深度(Probing Depth,PD);进行全口龈上洁治、龈下刮治及根面平整(Scalingand Root Planning,SRP),术后嘱口服甲硝唑(200mg,TID)7 d,1周后、1月后、3个月后复查,取同一位点的龈下菌斑标本并测量PD。

3. DNA提取及浓度测定

酚氯仿法提取龈下菌斑全细菌DNA,紫外分光光度仪测量DNA浓度。

4. PCR 扩增及产物检测

含 GC 夹的通用引物扩增全细菌 16SrDNA 序列,琼脂糖电泳检测 PCR 产物。

5. 变性梯度凝胶电泳(DGGE)

制备 0%~100% 垂直变性梯度凝胶,检测最适解链条件。然后制备相应变性范围的平行梯度凝胶,150 V 电压 60℃ 电泳 5 h。

动态观察治疗前后龈下菌群组成在 DNA 图谱上的变化。

选择治疗后减弱、消失的两个 DNA 条带和治疗后新出现的两个 DNA 条带,进行切胶,回收,克隆,纯化,测序。

(二)结果

1. 治疗前后 PD 及 DNA 浓度的变化

26 例患者经牙周基础治疗后,症状明显改善,PD 显著下降($P<0.01$);通用引物扩增龈下菌斑全细菌 16SrDNA 序列,琼脂糖电泳得到单一一致的一条带,经 Marker 指示 PCR 产物片段长度约 350 bp。治疗前后 DNA 浓度(μg/ml),龈下全细菌 DNA 浓度有下降趋势。经 StudentNewman-Keuls test 分析这种差异不具有统计学意义。

2. DNA 图谱变化

DGGE 检测 PCR 产物的解链区域呈"S"形曲线,计算变性浓度范围为 40%~70%。本研究成功地得到龈下菌群组成 DNA 图谱,动态观察龈下菌群在基础治疗前后的变化,可见治疗后 1 个月,DNA 图谱变化明显,新条带出现,主要集中在两个区域;治疗后 3 个月 DNA 图谱与治疗前在一定程度上相似。

3. 测序结果

测序结果经 GenBank 的 BLAST 分析,表明治疗后减弱、消失的两个 DNA 条带分别与牙龈卟啉单胞菌(Porphyromonasgingivalis,P.g)有 98% 和 99% 的同源性;治疗后新出现的两个 DNA 条带与卟啉菌属的一种(Porphyromonas sp. ora clonecw034)有 99% 的同源性。

(三)讨论

彻底的 SRP 结合全身应用抗生素的牙周系统治疗是牙周病的基础治疗,实验中 26 例实验对象经治疗后,临床症状明显好转,PD 显著下降。在本组中,我们将 SRP 结合口服甲硝唑作为牙周基础治疗的整体因素考虑,不再区分 SRP 和口服甲硝唑的单独临床效果。全身应用抗生素作为牙周系统治疗的常规,可见于 FeresM 和 SigmundS 等的报道。

慢性牙周炎不同程度的影响着各类人群。牙周病的现代病因学观点认为牙周菌群不是稳定不变的,各种微生物群体的优势在消长和波动,它们的种类和数量取决于各种因素。本组的龈下菌斑DNA浓度的定量分析表明,治疗前后龈下菌群量无明显变化。DGGE的龈下菌群DNA图谱则显示细菌种类和菌群比例在治疗前后发生改变,即治疗改变了龈下菌群的构成比。

慢性牙周炎患者龈下菌群DNA图谱分析结果显示,治疗后1个月DNA图谱变化显著,新带出现,且主要集中在两个区域,提示重新定居的菌群组成与治疗前大不相同。Garygreenstein注意到牙周愈合主要发生在治疗后1个月,在治疗后4~6周可观察到临床症状好转。SigmundS等学者认为菌斑中新出现的很可能是链球菌属或放线菌属,它们比其他可疑致病菌与宿主有更强的相容性。本组提示病变的深牙周袋部位,治疗前处于相对稳定的菌群状态。治疗措施作为一个外界干扰因素,打破了原有的菌群之间的平衡。治疗后1个月,龈下菌群处于不稳定时期,细菌种类和分布具有多样性。提示治疗后1个月为治疗的关键时机,此时可以辅助药物及增强患者自身免疫力的治疗。

观察龈下菌群组成DNA图谱,显示治疗后3个月DNA条带分布与治疗前在一定程度上相似。提示龈下细菌在治疗后3个月有再定植的趋势。研究表明龈下刮治后平均42 d即有大量的龈下细菌的再定植,不伴随临床症状的反复。有学者认为龈下致病菌数目减少和治疗措施改变了龈下的理化环境,实验对象易感性降低。大量研究结果显示,机械治疗结合全身应用抗生素要完全清除每个患者口腔内的可疑致病菌是不可能的,检测牙周致病菌的持续存在和再定植是必要的。慢性牙周炎患者治疗后龈下细菌的再定植速度较快,提示有效的、持续的菌斑控制必不可少。维护期口腔卫生对牙周愈合有重要意义,此时牙周支持治疗尤其重要,它往往决定着牙周系统治疗的成败。建议这一阶段的复查、复治频繁些,1~2个月复查一次,清除菌斑、强化口腔卫生指导,龈下菌群稳定后可逐步延长间隔时间。

在为数众多的口腔细菌中,究竟哪一种或哪一群细菌是牙周病的致病菌,迄今仍是悬而未决的问题。本组测序结果显示,慢性牙周炎患者治疗前龈下菌斑中分布大量的Pg,这与其他学者的研究结果是一致的。DougudomdachaS等的研究结果表明非手术治疗后龈下菌斑中可疑致病菌数目和占总体细菌数的百分比减少,在治疗后2周这种差异即具有统计学意义,这种状态可持续到治疗后3~6个月。实验结果进一步证明Pg与慢性牙周炎关系密切,是重要的可疑致病菌。相应的临床治疗目标应去除Pg。重建有利于牙周健康的微生态系。卟啉菌属迄今为止发现共有5个菌种,目前研究显示,仅 Pg 具有明显的牙周致病性。治疗后新出现 DNA 条带的测序结果显示,它们仍属于卟啉菌属的一种。卟啉菌属类细菌在口腔再定植或抢先定植现象是本组首先发现,这对判断牙周病复发是否有诊断意义尚需深入研究。

本组将 DGGE 方法应用于口腔龈下菌斑的检测。DGGE 的基本原理是 DNA 在含有变性剂的凝胶中电泳,设计 5'端带有人工合成的富含 GC 序列的引物,由于氢键作用,AT 碱基变性早,GC 碱基变性晚,附着在 PCR 靶序列上的极稳定的 GC 夹形成高熔点区域,解链的 DNA 产生一个分支结构,明显地延迟该 DNA 片段的移动,所有的序列,即使有一至二个碱基不同,解链过程也不同,DNA 泳动速度改变,最终形成不同位置的 DNA 条带,也就是分子量不一的 DNA 图谱。研究表明 DGGE 几乎可达 100% 的有效检测率,无须放射标记,快速易行,尤其适用于描述复杂生物群体。更重要的是,通过选择性切胶、测序,可以监测环境标本中特异微生物的存在,为大量标本的同时分析提供了广阔的应用前景。本组缺乏长期纵向研究,未观察到慢性牙周炎临床复发与龈下菌群再定植的关系;治疗后,牙周状态长期保持稳定时的龈下菌群分布特征还需要我们今后做更多的研究工作。

(四)结论

慢性牙周炎患者牙周基础治疗后,龈下菌斑 DNA 浓度变化不明显,无统计学意义,提示治疗后龈下菌群量无明显变化。DGGE 胶的龈下菌群 DNA 图谱显示龈下菌斑细菌种类和比例发生变化。

测序结果进一步证实 Pg 是慢性牙周炎重要可疑致病菌,治疗前大量的存在于龈下菌斑,治疗后分布减少、甚至检测不到。

DGGE 成功地得到龈下菌群 DNA 图谱,能够动态观察龈下菌群组成变化,适用于分析大量微生物标本分布和类型。

六、牙周病基础治疗联合固定修复治疗的临床效果分析

近年来,我院修复科与牙周科协同对牙周病带有创伤的患者进行了联合治疗,在临床上取得了满意的疗效。现将相关情况总结分析如下。

(一)资料与方法

1.临床资料

选择在郑州市口腔医院就诊的患牙周病并伴有创伤的成年患者 18 例。其中,男性 8 例,女性 10 例;年龄在 35~68 岁之间,平均年龄 51 岁。病例纳入条件:①牙周病伴有创伤,牙周病已影响美观、发音及舒适性;②牙槽骨吸收小于或等于牙根长的1/3;

③患者全身健康状况良好,有良好的理解能力和口腔卫生自我维护能力,能较好地配合治疗,并能按时复诊。

2.治疗方法

(1)设计方案

根据患牙的具体情况,设计完整的治疗方案,以便按计划有次序地进行治疗。通过牙周病的各种相关治疗,待牙周病得到控制并进入稳定期后,就可以进行固定修复治疗。

(2)固定修复

为减少修复体的颈缘对牙龈边缘的刺激,在不影响美观的情况下,修复体的边缘尽量减少深入龈沟内的量。考虑到美观的需要,前牙唇侧颈缘应设计在龈下0.1～0.2 mm,其余修复体的颈缘均为龈上或平齐龈边缘,以维持生物学宽度。后牙设计为金属颈缘,以利于修复体的自洁和口腔卫生的维护。肩台厚度在1.0～1.5 mm。轴面角处应与邻面、唇面相连续,并保持厚度均匀,光滑连续。为了减少牙体预备时对牙龈的损伤,肩台预备前要先排龈。为保证修复体与牙颈部肩台高度密合,制取模型时龈沟必须敞开。

3.评定标准

固定义齿咀嚼效能评定标准。①良好:能正常行使咀嚼功能,义齿和余留牙无松动移位;②一般:能行使一般咀嚼功能,嚼硬物差,义齿和余留牙无松动移位;③较差:咀嚼无力,义齿或基牙松动。

基牙健康状况评定标准。①健康:基牙松动不超过Ⅰ°,牙周病变经治疗后好转,牙槽骨吸收无加重;②一般:基牙松动Ⅰ°～Ⅱ°,有牙周袋,牙槽骨吸收无加重;③较差:基牙松动＞Ⅱ°,有牙周袋且牙槽骨吸收加重。

(二)结果

本组病历经牙周烤瓷固定修复治疗后,消除了创伤,恢复了牙齿之间的正常邻接和咬合功能。对所有病历6～20个月的随访显示:固定义齿咀嚼效能,18例均为良好;基牙健康状况,17例为健康;1例牙周袋大于3 mm,后经维护治疗恢复健康。

(三)讨论

牙周病属于口腔科的多发病,且难以根治。病变发展到一定程度往往会因牙槽骨的吸收而造成临床牙冠伸长、牙齿正常邻接改变。这些变化会降低牙齿的咀嚼功能;同时,其病变的前牙还会影响患者的容貌,给患者造成心理负担,影响其社会交往。有的患者甚至失去治疗信心,过早地拔除了牙齿。牙周固定烤瓷修复联合治疗,不但巩固了牙周病的治疗成果,而且改变了患者的容颜,在临床上取得了令人满意的疗效。

在对上前牙进行美容改向修复过程中,对于选用铸造桩的根管预备,建议在近根管口的部位,逐渐向腭侧扩展,将其预备成椭圆形。这样的好处是:一方面,可增加牙根唇侧颈部受力壁的厚度及其抗折力;另一方面,能使核桩在根管口处向腭侧弯曲改向,避免在局部形成下一个应力集中的锐角,使基牙所受的向作用力沿核桩向唇侧根壁的中下部传导,而不过于集中在牙根唇颈侧壁的局部。此外,改向后的牙齿因其承受压力的方向改变,最好与周围方向正常的牙齿作连冠固定修复,这样可以控制改向牙齿所承受的侧向压力,延长其使用寿命。

修复体龈边缘的预备形式对牙周组织健康有重要影响。龈边缘预备成凹形或刃状时往往难以与牙体组织密合,菌斑易于在此聚集,引起或加重牙周危险因素。预备成肩台可增加其密合性,从而减少牙周危险因素。龈上边缘的修复体最利于牙周组织的健康维护,对需要做龈下边缘的修复体,一定要考虑生物学宽度,即龈沟底至牙槽嵴顶的距离恒定。保留适宜的生物学宽度,是所有固定修复体进行牙体预备时不可忽视的问题。

冠和固定修复体的龈边缘在龈沟内过深、龈边缘密合性欠佳、修复体外形恢复不正确、修复体外表面粗糙、自洁作用差是引起菌斑龈缘附着,从而造成牙龈的局部炎症的主要原因。牙周病的始动因子是细菌,但在病程发生发展过程中,不良修复体会加重、加快其速度。因此,在固定修复体的设计、制作和临床操作中应准确精密。修复完成后应定期采用牙周探诊和X线检查等方法,进行病情监测和比较。

牙周病疗效的维持与患者口腔卫生的自我维护能力分不开。患者能否按照医嘱进行自我控制菌斑,能否学会控制菌斑的方法并持之以恒地执行,是防止疾病复发的关键。医护人员应加强宣教,提高患者的自我防控能力,减少牙周病的复发。

七、牙周病基础治疗结合高压氧治疗的疗效观察

牙周病是人类最普遍的疾病之一,特别是60岁以上老年人的牙周患病率高达90%以上,其中感染细菌以厌氧菌为主,革兰厌氧菌是牙周病的重要病原因素,其检出率在80%~100%。患者的牙周袋底菌斑的变化与牙周炎的严重程度有关,如何解决牙周病的疗效问题,临床上运用高压氧的方法治疗牙周病取得了较好效果。现在结合具体患者的病情,集中对不同牙周病对高压氧治疗疗效的影响进行了探讨,以利于高压氧疗效的不断改善和提高。

(一)资料与方法

(1)一般资料

选择中度以上牙周病患者及营养障碍型牙周病活动期患者36例,男23例,女13例,年龄25~58岁。所有受试患者全口余留牙在20颗以上,1个月内未服用抗生素,无糖尿病、血液病等高压氧治疗禁忌证。主诉为牙痛、口臭、刷牙出血、牙齿松动。临床检查:牙齿松动Ⅱ~Ⅲ度、龈暗紫色、充血触之易出血、牙周袋深4~8 mm、内有脓性分泌物,X线片示牙槽骨均有不同程度的吸收。以上受试者近半年内未作牙周基础治疗和药物治疗。

(2)治疗方法

36例患者在高压氧治疗前进行全口龈上龈下洁治,1周后复诊进行牙周组织各指标的测定,其中采用随机法和双盲法将患者分为治疗组(18例)和对照组(18例),治疗组18例患者除以上治疗还给予抗生素药物加高压氧治疗,具体采用国产多人空气加压舱,治疗压力为0.1 mPa,加压20 min,稳压吸氧60 min,中间休息二次吸空气,5 min/次,匀速减压20 min 出舱,1次/d,10 d为1个疗程。对照组18例患者在以上基础治疗上加以药物治疗,碘甘油75%,涂查患处,1%的过氧化氢和1%的呋喃西林漱口,另外加服抗生素和维生素药物治疗。

(二)结果

治疗组18例,治疗时间5~20 d,平均每人10.5 d 连续治疗后,效果为牙龈出血停止,牙周袋和牙齿松动均有改变,口臭消失,龈色泽恢复,无脓性分泌物,牙痛消失、牙槽骨吸收停止;对照组18例,治疗时间10~30 d,平均每人18.75 d 连续治疗后,牙龈出血及口臭症状消失的11例,有所缓解的5例,牙龈出血、口臭临床症状无缓解的2例;牙周袋深度及牙齿松动减少的8例,X线片显示牙槽骨停止吸收或增生的6例,X线片显示牙槽骨有继续吸收的4例。

(三)讨论

(1)牙周病感染源

主要是堆积在牙颈部及龈沟的牙菌斑中的微生物,临床显著表现为牙龈的炎性反应,进而引起牙龈及牙周膜胶原纤维溶解破坏,以及牙槽骨吸收,导致牙周袋的形成。某些患者出现机体免疫功能减退时,会伴有全身系统性疾病,如心血管疾病、糖尿病、血液病等,在这种情况下更易发生牙周病,但是由于牙周病的常规治疗较复杂,周期长,且需要多次就诊,长期维护才能得到显著的疗效。病情较重的患者还需要手术治疗,严重影响了患者的生活质量。近年来,运用高压氧治疗牙周疾病研究很多,均取得了较好的疗效。

(2)高压氧(HBO)治疗

HBO治疗牙周病在临床上被医师广泛应用,消除了水肿,促进了牙周组织的修复。其中,HBO治疗牙周病的作用机制主要包括:改善牙周缺氧状态,抑制厌氧菌生长;收缩血管,减少出血;纠正缺氧造成的牙周膜增宽,牙槽骨骨质疏松的病变状态;减轻牙周临床症状,例如,高压氧组的牙龈指数(GI)降低,就是因为牙周炎患者牙龈组织血流量降低,血流速度减慢,高压氧能调节毛细血管的通透性和改善微循环。

(3)给予高压氧治疗牙周病

高压氧通过抑制细菌分裂繁殖对牙周起治疗作用,能使牙周袋底的杆菌、梭状菌和螺旋体比例明显变化,尤其使牙周袋底的厌氧致病菌减少,使牙周袋底的菌斑形态分布发生明显改变。由于牙齿松动是牙槽骨骨量的流失,特别是重度松动在短时间内无法得到恢复,因此对于牙齿松动度改变较小的患牙,采取龈上洁治、龈下洁治、牙龈翻瓣手术来改变牙周状况,可以提高显著提高HBO的疗效,并且本研究中两组患者均采取了洁治措施,因此对于HBO疗效的影响可认为是均衡的;洁治有效地促进了牙槽骨的改建,减小了牙周袋的深度,并形成新的牙周附着,达到牙齿的稳固效果。

综上所述,高压氧作为一种新兴的治疗技术,牙周病基础治疗结合高压氧治疗具有一定的疗效,为医生增加了治疗手段,但这只是一种辅助疗法,随着医学科学的不断发展,会使高压氧在口腔疾病中的应用更有效和完善,以进一步提高治疗效果,解除患者的痛苦。

第一节　牙周病的药物治疗

一、牙周病的药物治疗

牙周病是由牙周致病菌引起的炎症破坏性疾病,菌斑细菌局部刺激因子激活宿主的免疫系统,导致中性粒细胞、巨噬细胞、破骨细胞等活性增强,炎症因子过量释放,造成包括牙槽吸收在内的一系列牙周组织破坏。临床上除常规的牙周基础治疗和手术治疗以外,甲硝唑或奥硝唑类、双磷酸类药物,生长因子等药物的应用,起着不可替代的作用,减少了炎症造成的牙周组织破坏,本文对近年来用于牙周炎的药物作一综述。

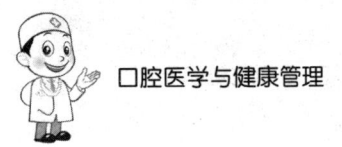

(一)甲硝唑或奥硝唑等抗厌氧菌类药物

甲硝唑对绝大部分口腔专性厌氧菌的最小抑菌浓度很低。口服后到达唾液,龈沟液的浓度足以抑制大部分口腔专性厌氧菌。目前临床上常用甲硝唑凝胶剂或药膜,局部用药效果更明显,减少了全身用药的毒副作用。对甲硝唑耐药、敏感性较低的患者,可应用奥硝唑,因其副作用小,耐药率低,成了牙周病治疗的首选药物。

(二)双磷酸盐类药物(BPS)

双磷酸盐药物包括阿仑磷酸盐、依屈磷酸盐、替鲁磷酸盐、瑞屈磷酸盐、依卡磷酸盐、帕米磷酸盐等。双磷酸酸药物应用于牙周炎的治疗中,可以调节过度的宿主免疫反应,减少了炎症造成的软组织和牙槽骨的破坏。在局部应用的 BPS 后,有效阻断了牙槽骨的水平和垂直吸收,减少了牙周韧带的破坏,降低了局部炎症细胞的浸润,延缓了牙周炎的发展。Taraishi 等在一项长达 4~5 年的纵向观察中发现,成人牙周炎患者在进行牙周基础治疗的同时,间歇周期性应用依屈磷酸盐辅助治疗。(口服依屈磷酸盐,200mg/d,2 周,间歇停药 10~12 周),结果显示病人平均牙槽骨密度明显增加,牙松动度,牙周袋深度明显减少。

(三)盐酸米诺四环素软膏

盐酸酸米诺四环素软膏为半合成四环素族药物,随着盐酸米四环素缓释软膏在牙周袋的应用,牙周炎症得到有效控制,导致牙周袋内的主要致病菌,如牙龈卟啉单胞菌、核梭杆菌、牙密螺旋体等数量减少,对局部牙周组织的破坏减弱,使局部炎症反应下降。同时还可减少成纤维细胞中前列腺素的合成,对破坏牙周组织的胶原酶活性,有明显的抑制作用,还可加强上皮细胞的移行能力,促进牙周组织再生。

(四)生长因子

生长因子是一类存在于体内的生物活性因子,在相应的靶细胞表面高度亲和性受体的介导下,在组织修复过程中能调节细胞的增殖、趋化、分化和细胞外基质的生物合成,能明显促进牙周组织的再生和修复。与牙周组织再生相关的生长因子主要有碱性纤维细胞生长因子,骨诱导形成蛋白,釉基质蛋白,胰岛素样生长因子,血小板源性生长因子和转化生长因子等。促进牙周组织再生是当今牙周病治疗的根本目标,常规的牙周手术可去除感染及病变组织,修整因牙周病造成的软硬组织缺损,再配合生长因子的应用,其中骨诱导蛋白是软骨修复过程的基本因子,促进了牙周膜或纤维细胞的合成促进了牙周膜新血管网的形成,从而促进了牙周组织的再生。

（五）中医中药

国内张举之等根据补肾固齿理论，以滋肾六味地黄丸基础上加黄芩、肉桂等研制成补肾固齿丸，具有生阴长精血，固肾潜阳等作用。对青少年牙周炎有较好的临床效果。第四军医大学口腔医学院研制的固齿膏也是在六味地黄汤的基础上加枸杞子、山豆根等，其成分与固齿丸基本相同，两者均能降低牙龈及牙槽骨中 PGE2 的含量，还能提高患者血浆皮质醇的含量，从而减少了对牙周及牙槽骨的破坏，减轻牙周病患者的牙松动度，使吸收的牙槽骨增长。

综上所述，药物治疗是牙周基础治疗和手术治疗的一种辅助手段，为了更好地治疗牙周病，在牙周病药物治疗过程中应遵循一定的原则，合理的应用，对于其最佳药物选择、含选药方式、剂量等问题还有待进一步的研究。

二、牙周病局部药物治疗的新进展

（一）四环素类

抗生素是一类具有共同母核——氢化骈四苯的广谱抗生素，研究表明，四环素均能有效降低牙周炎症过程中的宿主反应；可以抑制胶原酶的活化，减少其合成；诱导破骨细胞凋亡，减少酸性产物的分泌；促进牙周组织的胶原合成与表达。

派丽奥是一种国外新开发研究的牙周局部缓释药物，其主要成分是盐酸米诺四环素（二甲胺四环素），具有持续的释放性，可直接注入牙周袋内，局部给药，减少了用药剂量，提高了用药安全，并且袋内药物浓度高，药物作用时间延长。有研究报道：在对 64 颗患牙采用随机、单盲、对照实验设计进行了研究，证实了派丽奥能显著改善临床症状，治疗后 4 周患牙牙周袋的深度明显减少，这可能与四环素族药物具有抗菌的作用，能抑制胶原酶活性，阻断骨的吸收，促进牙周膜细胞在牙根面上迁移，促进细胞附着与生长有关。整个治疗过程均未出现明显的不良反应，其总有效率明显高于常规治疗组，且各项临床指标呈持续改善状态，无复发现象。

（二）硝基咪唑类

一类具有共同母核——硝基咪唑环的抗厌氧菌、滴虫、阿米巴药物。甲硝唑棒商品名"牙康"，是含甲硝唑的牙周缓释制剂，其药理作用为甲硝唑本身的生物活性很低，当它被动扩散进入细胞后，在宿主和微生物体内的强还原环境下，其分子内的氮基被还原，释放出一个短寿的还原产物，该产物能氧化细菌的 DNA 分子，导致 DNA 链断裂和细胞快速死亡。有研究报道，将 110 例牙周炎患者（共 220 颗患牙）随机分为治疗组和对照组，观察甲硝唑缓释明胶绵，治疗牙周炎临床疗效，结果发现治疗组总有效率为96.4%,明显高于对照组68.2%,差异有统计学意义(P<0.05),GI 和 PD 指数明显低于对照组,差异有统计学意义($P<0.05$)。结论甲硝唑缓释制剂,能有效治疗牙周炎,而且治疗时间短、操作简便,药物能够在口腔内形成稳定的治疗浓度,是治疗牙周炎比较好的药物。

(三)其他药物

0.12% ~0.2% 氯己定液、1% 过氧化氢液(含漱)、3% 过氧化氢液(冲洗)等。此种方法可短时间内直接减少口腔或牙周袋内厌氧菌的数量,阻止致病菌重新定值,对龈炎疗效明确,并可阻止牙周炎的发生。氯己定是目前已知效果最确切的防菌斑药,能减少60% 的龈上菌斑积聚,抗菌作用强,刺激性小,长期使用效安全。但本药味苦,长期使用可使牙面着色,而且需要频繁使用,患者依从性较差,袋内渗透性不够,对于超过5 mm 探诊深度的牙周袋药物很难达到,并且药物在袋内被龈沟液迅速清除,使细菌暴露在药物中的浓度、时间不足。据 Philip 等人统计发现:常用的氯己定漱口液在刮治和根面平整过程中没有任何附加的效果。碘甘油、碘酚等涂部消炎收敛类药物,具有灭菌、除脓、止痛、收敛等作用,但刺激性太强,且研究证明彻底的根面平整或刮治已能达到使袋变浅的目的,目前很少使用。

三、牙周病药物治疗现状

牙周病是菌斑微生物引起的感染性疾病,菌斑微生物是引发牙周病的始动因子,是造成牙周组织破坏的必需因素。因此,现代牙周病的药物治疗主要是运用抗菌药物,对抗牙周细菌的炎性破坏作用。局部牙周用药为牙周病药物治疗的主要方法,能避免全身用药所引起的肝肾损害、过敏反应、菌群失调等多种不良反应,而且能提高牙周局部的药物浓度。本节就几种在我国应用的牙周病药物治疗方法作一综述。

(一)应用抗生素控制致病微生物感染

1. 咪唑类衍生物

主要有甲硝唑和替硝唑。甲硝唑又称灭滴灵,是抗厌氧菌感染的基本药物,对厌氧性革兰氏阳性及阴性球菌和杆菌均有较好的作用,可有效地杀灭病变牙周组织内的牙龈卟啉单胞菌、中间普氏菌、具核酸杆菌、螺旋体和消化链球菌等,是急性坏死性溃疡性牙龈炎的首选药物。替硝唑是尼立达唑类衍生物,与甲硝唑相比其半衰期长,生物利用度高,抑菌效果更明显。目前已升级为甲硝唑的换代产品。顾晶晶等报道,在治疗成人牙周炎方面,替硝唑的疗效要优于甲硝唑,毒副作用明显的低。咪唑类衍生物的常见不良反应为恶心、偶见呕吐、腹泻、肢体麻木等,用药时应注意观察。

2. 四环素族药物

四环素族药物抗菌谱广,对革兰氏阳性及阴性细菌、螺旋体、产黑色素类杆菌、具核酸杆菌、牙龈类杆菌等均有抑制作用,可有效地控制牙周组织内的可疑致病菌。有研究表明,四环素类药物具有抗胶原酶的活性,可有效地阻止牙周组织的吸收。米诺环素为长效、高效四环素类药物,抗菌作用强,而抗菌谱与四环素相似衰期长,对龈下致病菌的控制具有良好的效果。

3. 大环内酯类抗生素

常用药物为螺旋霉素,其对革兰氏阴性细菌作用明显,对革兰氏阳性细菌及某些螺旋体亦有抑制作用。能有效抑制牙周组织中的变形链球菌、黏性放线菌、产黑色素杆菌及螺旋体等。螺旋霉素与甲硝唑或替硝唑联用,对改善病变牙周组织牙龈出血、牙周溢脓及牙周脓肿等疗效显著。据报道,牙周基础治疗后联合服用替硝唑和螺旋霉素治疗慢性牙周炎取得良好疗效。

4. 非甾体类抗炎药(NSAID)

常用的有阿司匹林、吲哚美辛、布洛芬等,其在结构上属不同类别,但均可抑制体内前列腺素(PG)的生物合成。研究表明,牙周病患者牙龈及牙龈沟液中 PG 水平显著高于正常人,而口服 NSAID 类药物治疗可使血液度中 PG 浓度下降,骨吸收减少,骨形成增多,对保存牙槽骨量具有重要的意义。

5. 中医药治疗

中医药治疗是我国的特色,根据中医的理论,在炎症阶段应用调补脾胃,补气益血的中药可以增强机体抵抗力。用于治疗牙周病的中药主要由补肾、滋阴、凉血等成分组成,研究较多的中药有以古方六味地黄丸为基础的补肾固齿丸、固齿膏等。据报道,固齿丸治疗牙周炎,尤其是对青少年牙周炎有较好的临床疗效,可减缓牙槽骨的吸收,延迟复发;而固齿膏对 IL-8 和龈沟液有抑制作用。

(二)局部应用缓释抗菌药抑菌持久安全

局部用缓释抗菌药可以减少给药次数,提供比较平衡的药物浓度,达到减少药物的副作用,维持持久药效的目的,增加用药安全度和疗效。因此,局部缓释用药必将成为牙周病局部用药的一种趋势。缓释抗菌药是以高分子材料制成空心管或薄膜为载体,将药物置于牙周袋内,缓慢释放利用高分子多聚物控制释药速度,使之在足够长的时间内持续释放有效浓度,达到抑制牙周袋细菌所需的最佳药物水平。在我国应用的主要有:2%盐酸米诺环素软膏(商品名:派丽奥软膏)、25%甲硝唑凝胶(商品名:Elyzol)、甲硝唑药棒(商品名:牙康)、四环素药线、四环素纤维、氯乙定薄片、多西环素胶囊等。2%派丽奥软膏(Periocline)是一种可吸收型的软膏状缓释剂,药物贮存于特制的注射器内,通过纤细的针头将药膏注入牙周袋的深部,软膏遇水变硬形成膜状,可在牙周袋内缓慢释放其有效成分,并在较长时间内保持局部较高的药物浓度。根据文献报道,使用派丽奥软膏7天后,各项牙周指数均迅速改善,即使在疗程结束后1周和1月后复诊仍呈下降趋势。而且,MINO一旦附着于牙齿表面后,可再释放到口腔内,在局部保持长时间的有效浓度,并对牙周组织中的胶原酶活性有抑制作用和骨吸收的阻止作用。凌均启等(1993年)利用羟丙基甲基纤维素和食用粉作为载体,以压膜法分别制备了四环素、氯己定、甲硝唑可吸收性药膜,药物分布均匀,有较好的抑菌效果。邱宏亮以羟甲纤维素钠为膜载体制成螺旋霉素奥硝唑复方药膜治疗成人牙周炎,有效地抑制了牙周袋内变形链球菌、黏性放线菌、产黑色素类杆菌及螺旋体,具有良好临床疗效。周汝俊等以黄连、薄荷、硼砂等中药与甲基纤维素,按中药制剂设计原理配伍组成黄甲棒缓释剂,对控制菌斑微生物及牙周炎症、镇痛,增强机体免疫功能有显著效果。沈兰花等以甘油为载体的"复方替硝唑甘油剂"用于牙周治疗。其内含替硝唑与氯己定联合抑菌和杀菌,达克罗宁具有局部麻醉作用,甘油对牙齿的黏附性好,停留时间长,从而在治疗的同时避免了疼痛的出现。据临床实验显示,总有效率91.2%。何龙显应用复方甲硝唑糊剂治疗牙周病,以甲硝唑的抑菌作为主导,碘仿的收敛消炎和氢化可的松的抑制炎症水肿作用为辅,牙龈出血水肿明显减轻,短期疗效显著。

(三)洗漱和收敛药可改善局部微生态环境

1. 冲洗用药

冲洗是使用水或抗菌药液对牙龈缘或牙周袋内进行冲洗,以清洁牙周,改善局部微生态环境的一种方法。常用的氯己定物有:3%过氧化氢液、0.12%~0.2%氯己定、聚维酮碘等,近年亦有学者报道用米诺环素-甲硝唑混合液进行龈下冲洗,能有效地控制牙周组织炎症,减少牙周附着丧失,有助于牙周组织的重建。

2. 漱口液

漱口液对控制龈上菌斑沉积,减少口腔总菌量具有一定效果,阻止致病菌重新定植在已经治疗的牙面和牙周袋中,利于防止牙龈炎症的复发。常用的有氯己定、1%过氧化氢、复方硼砂液等。葛久禹等报道,使用1g/L西吡氯铵(CPC)漱口液(商品名:爱诺漱口液),能降低各类口腔卫生指数,减轻牙龈炎、牙周炎症状。漱口液临床应用较多,但不宜长期使用,以免导致口腔菌群失调。而且其在口腔内存留时间短,用药次数多,一旦用药停止,易于复发。

3. 涂布消炎收敛药

应用牙周袋内涂布碘制剂,有较好的防腐消毒作用,可凝固蛋白,袋壁坏死组织、灭菌、除脓、止痛、收敛,使袋壁瘢痕化,袋变浅。常用的有碘酚、碘甘油、碘酚等。但此类药物刺激性强,且经过规范的根面刮治也能达到使袋变浅的目的,目前已少用此类药物。

目前全身用药是鉴于没有简单可靠方法测知各型牙周炎的特定细菌,因此多使用广谱、大剂量、足疗程的抗生素,但全身用药到达局部的药物浓度不高,而且容易出现药物的毒副作用和引发细菌耐药株。牙周病是局部感染性疾病,因此局部用药对牙周病的治疗起着重要的作用。近20年来,国内外的控制和缓释药物体系发展很快,已有很多有关牙周缓释剂的报道。相信局部缓释和控释用药必将成为牙周病局部用药的一种趋势。

四、牙周病临床治疗研究现状

牙周病临床研究是以牙周病患者为对象,研究牙周病的临床表现、活动规律及疾病转归,探讨诊断指标、临床分型和发病机制,研究治疗方法、影响因素及疗效对比等,其中临床治疗研究为极其重要的组成部分。查阅1996年~1998年的中、外6种口腔医学杂志,综述近年国内外牙周病临床治疗研究特点,利用新知识、新技术和新方法,提高牙周病临床治疗研究水平。

(一)研究概况

1996—1998年的中、外6种口腔医学杂志文献,从比例看,中文期刊的93篇牙周病研究文献,临床治疗研究占29.03%,英文期刊的肠7篇牙周病研究文献,临床治疗研究占29.69%,二者比例相近。从内容看,牙周病非手术治疗研究重点集中于牙周病局部用药,手术治疗以牙周组织引导再生术(Guided Tissue Regenttion,GTR)为热点。存在基础研究渗入临床研究、新诊断技术应用于治疗研究等趋势。

(二)研究热点

1. 基础治疗

牙周病基础常规治疗包括定期口腔卫生宣教、菌斑控制和专业的眼上、眼下洁治,该方面近年新型牙膏、牙刷的开发较多,评价了不同口腔卫生措施的方法、作用及优缺点。

三氯生牙膏含0.3%三氯生,2.0%共聚物,0.3%氟化钠,三氯生为双苯环结构复合物,属非离子型抗生素,具有杀菌抗炎作用,共聚物聚乙烯基甲基醚/马来酸,可增强三氯生的效能。该牙膏除抑制菌斑、牙石外,还显著减少牙周附着丧失,阻止牙周炎复发。Ell 俄阆等在醉 1 例青少年中进行随机、双盲研究,观察 3 年发现牙膏不含三氯生/共聚物的对照组附着丧失增加 0 到 25 mm,试验组为 0.018 mm,二组差异有显著性。研究发现使用三氯生牙膏,可减少探诊附着丧失的牙位数和深牙周袋数。

电动牙刷自印年代出现至今有了很大改进,现今较为先进的电动牙刷 Broun001——B Plak ContIDI 刷头成杯型,直径 13 mm,内外三层刷毛,可旋转 700 作前后向运动,旋转速率达 2 800r/min,临床观察表明在维护牙像健康方面优于手动牙刷,使用 6 及 12 个月后探诊出血率与基线比较分别减少 21.0%、20.5%,相对于手动牙刷的 14.2%、14.6% 有显著减少,但在去除菌斑方面差异无显著性川。近年还出现了超声牙刷,如 Ultrasonex,能以 1.6×10 Hz/s 运转,并认为超声牙刷可与手动牙刷一样有效地去除菌斑,减少炎症。

2. 药物治疗

随着牙周病病原菌的逐渐明确,使针对性抗菌性药物的研究更加广泛,全身用药药量大、疗程长、副作用大,近年许多临床研究支持局部用药作为机械治疗的辅助疗法,局部控释药物装置的出现,加快了该领域的进展。现今加人局部用药行列的药物包括甲硝哩、四环素、米诺环素、多西环素、替硝唑等,剂型也多种多样,如凝胶、药膜、纤维等。

药物控释系统必须满足以下三项要求:①必须在牙周袋底释放药物;②必须释放出对微生物有效的药物浓度;③必须在牙周袋内维持有效浓度达足够时间。值得注意的是,菌斑细菌不是悬浮的单个细菌,而以整体生存的生物膜形式存在,高黏度的胞外多糖影响药物的扩散,导致药物成分失活,抵抗药物的杀灭作用,抑制生物膜中细菌所需的有效药物浓度大于实验室平板上细菌。已有许多药物通过缓释技术获得一定疗效,但置药困难,牙周损害大,限制了疗效的发挥。

中医药治疗是我国的特色,近来牙周病也有了中医药治疗和局部用药,如固齿膏对压和眼沟液有抑制作用。中药牙周缓释剂黄甲棒,优于牙康(甲硝唑)局部用药川。

3. 手术治疗

近年临床治疗研究中 CTR 及骨种植物的研究所占比例较高。CIR 用膜材料阻隔上皮组织,为正常牙周结缔组织重新附着于清洁根面创造条件,有利于牙周结缔组织、牙骨质、牙槽骨的再生和重建,是当前牙周病治疗研究最热门的项目之一。生物膜材料分可吸收膜和不可吸收膜。不可吸收膜以膨体聚乳酸膜为代表。许多学者比较了两类膜的疗效,结果差异无显著性。

临床上运用的骨种植物分异体骨、人工合成骨、异种骨三大类。异体骨包括脱矿冻干骨、自溶性去抗原异体骨;人工合成骨包括生物玻璃、可吸收珊瑚碳酸钙等;异种骨包括牙釉质蛋白复合物、轻磷灰石。研究表明,骨种植是常规手术有效的辅助方法,改善牙周附着丧失,增加骨量,长期疗效较好。但各类骨种植物对比研究资料匮乏,尚不能确认最佳骨种植物。骨种植物与 GTR 结合治疗牙周病也作了探索性研究,初步结果表明结合治疗与 GTR 单独治疗无显著差别。

4.吸烟对治疗的影响

吸烟者的烟气使口腔生态环境变得更为复杂,尼古丁影响单核细胞功能及牙眼成纤维细胞的代谢、增殖,抑制纤维结合素与Ⅰ型胶原合成,同时一氧化碳损害了氧的运输和代谢,进一步减少细胞修复所需的氧化代谢。吸烟对牙周病的影响引起越来越多学者的重视。Renvert 等对 13 例吸烟和巧例不吸烟的重症牙周病患者行牙周非手术治疗,治疗后吸烟组全口牙龈出血记分为 36.5%,非吸烟组为 22.7%,探诊深度吸烟组减少 1.9 mm,非吸烟组减少 2.5 mm。9 例吸烟者 13 例不吸烟者采用 CTR 治疗牙龈退缩,术后 6 周,吸烟组牙龈退缩仅减少 $2.5 \times 12n$。非吸烟组为 3.6 ± 1.1 mm,根面覆盖二组分别为 57% 和 78%。这些研究均表明吸烟不利于牙周病治疗。

(三)研究趋势

1.基础研究的应用

随着基础医学迅速发展,大量基础研究的方法渗入临床研究,除广泛采用厌氧菌培养技术外,目前临床治疗研究还引入新的分子生物学技术,棋盘式 DNA－DNA 分子杂交及聚合酶链反应技术应用较多,避免了细菌培养、生化鉴定费时费力的缺陷,可较快速地检测大量样本的细菌。如 Hal、jee 等采用棋盘式 DNA－DNA 杂交技术,用随机引物技术制备 40 种龈下细菌的整组基因 DNA 探针,检测 57 例成人牙周炎患者洁治和根面平整治疗前和 3 个月后每个牙近中面的跟下菌斑样本,共达 29 个眼下菌斑样本。

2.新技术的应用

压力探针、X 线片计算机分析、椅旁牙周病情监测盒等是近年涌现的一些新的诊断技术,Molle:等在采用游离结缔组织瓣移植治疗牙龈退缩实验中,选用压力控制电子探针检查牙周探诊深度,该探针尖端为一直径 0.4 mm 小球,探诊力量在 2 mm,深牙周袋中不超过 0.45 N,在 13 mm 深牙周袋中不超过 0.25 N。这一技术避免了主观因素及操作不当造成的误差,使临床观察指标更为客观可靠。

x 线片计算机分析包括数字减影,计算机密度影像分析和计算机评估分析方法,

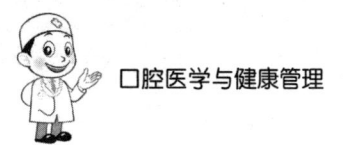

这些技术的应用避免了人为读片的误差,如 Eiekllolz 等采用 LMSRT 计算釉牙骨质界至牙槽嵴顶、骨缺损底部的距离,采用 DSR 与 cA – DIA 认计算治疗后骨充填量,这些技术可将 X 线片反映的骨量变化数值化并行统计分析,同时还可避免二次手术探查所造成的损伤。

(四)存在问题

目前牙周病临床治疗研究中尚存在一些问题。①选题重复,缺乏新意,如对比与两种膜行 mR 治疗的 8 篇文章,患者的选择分组,采用的观察指标,结果的统计分析均雷同,得到的结论也相似;②对照组选择不合理,甚至未设对照组,在 1996—1998 年国内 27 篇临床治疗研究中就有 3 篇无对照组,占了 11.11%;③无客观观察指标,仅以痊愈、显效、有效、无效笼统分级,分析不具体、不深入及无数学统计等缺点在国内研究中较突出,27 篇国内牙周病临床治疗研究中有 5 篇如此分析,占了 18.56%,这类文章可否发表值得商榷。

综上所述,近年牙周病临床治疗研究集中于 CTR、骨种植物和牙周控释药物等,治疗方法在不断更新,加上分子生物技术及新型诊断技术引入,研究日趋简便、客观和深入。另一方面,我国牙周病学研究与西方相比存在一定差距,目前国内尚无一份牙周病学专科杂志,不能及时有效地反映牙周病学方面的研究;压力探针、CADIA、LMSRI,等先进技术在国内尚未推广应用;临床研究设计雷同、缺对照组或无客观指标等不足在国内仍较为突出,有待改进,以提高临床科研水平。

五、牙周病的药物治疗进展

牙周病(Periodontal Disease)是指发生在牙齿支持组织(牙周组织)的疾病。菌斑微生物是牙周病的始动因子,微生物及其毒性产物可引发局部及全身的一系列宿主免疫、炎症反应。临床表现为:牙龈红肿出血、牙周带的形成、溢脓及牙周脓肿、牙齿松动、牙龈萎缩甚至牙龈脱落,严重影响咀嚼和消化功能,对人们的健康危害较大。针对牙周病病因的治疗,临床常使用机械方法去除菌斑、牙石,但受牙齿解剖条件、牙周带深度及术者操作技巧等因素的影响,单纯的机械基础治疗常不能彻底清除附着于牙周组织上的菌斑微生物和牙石。此外,基础治疗无法消除牙周组织内已发生或正发生的炎症免疫损害,所以在基础治疗牙周病的同时进行药物治疗对阻断牙周病的发生和发展具有重大意义。本文就近几年运用药物治疗牙周病的进展作一综述。

(一)硝基咪唑类

甲硝唑:甲硝唑由于对厌氧菌有较强的抑菌作用,而被最早应用于牙周病的临床辅助治疗。剂型多采用甲硝唑棒（每100g甲硝唑棒中含甲硝唑22g）。研究表明，甲硝唑对绝大多数口腔专性厌氧菌疗效显著，最小抑菌浓度为0.65~1.0 μg/ml。为提高疗效，降低药物的不良反应，近年来采用其缓释制剂，能使龈沟液中的药物浓度长时间的保持在抑菌浓度以上，使疗效更持久并且能降低缩短凝血时间，达到了很好的临床疗效。但甲硝唑主要作用于病原菌，对损害性炎症反应无明显作用。

替硝唑：作为继甲硝唑后的新一代硝基咪唑类药物，替硝唑半衰期比甲硝唑更长，且对原生物和大多数厌氧菌均有效。健康志愿者口服替硝唑，其在48 h、72 h后的血清药物浓度明显高于甲硝唑。并有学者指出，分服替硝唑日剂量治疗牙周炎综合疗效要比顿服日剂量组高，且不良反应减轻。替硝唑一般每日口服1次即可治愈相关疾病。单剂量口服替硝唑片剂2g，72 h仍能在血清中检测到其浓度，24 h内可以在周袋内保持杀菌浓度。有学者指出，分服替硝唑日剂量治疗牙周炎综合疗效要比顿服日剂量组高，且不良反应减轻。

奥硝唑：奥硝唑是第三代新型硝基咪唑类衍生物，原药和中间代谢物均有活性，对绝大多数厌氧菌均有较强的抑制杀灭作用，对部分需氧菌如莫拉菌、芽孢杆菌属也有一定抑制作用。其抗菌力强，半衰期长，毒副作用低，适用人群广，有广阔的应用前景。基于奥硝唑在临床和微生物学效用方面所具有的优良特性，相信随着用药理论的发展，药物剂型的扩大，给药途径的增加，其必将替代甲硝唑和替硝唑，在临床上具有更广阔的应用前景，将成为临床抗厌氧微生物感染的首选药物。

（二）四环素类

现在用于牙周炎治疗的四环素类药物主要是四环素、多西环素和米诺环素。后两者的抗菌谱和四环素相似，但其抗菌活性较四环素高2~10倍，细菌耐药性较低。此类药物半衰期长，可达20 h，并且在龈沟液中药物浓度高。其中多西环素龈沟液药物浓度比血浆中高2~4倍，米诺环素龈沟液药物浓度比血浆中高5倍。以往认为四环素类药物治疗牙周炎是因为该类药物对革兰阴性菌属有抑制作用。而自20世纪80年代以后的临床实验观察发现，此类药物不仅具有较强的杀菌、抑菌作用，还能有效降低牙周炎症过程中的宿主反应，从而抑制胶原酶的活化，诱导破骨细胞凋亡，减少酸性产物的分泌，促进牙周组织的胶原合成与表达。Grenier等通过体外实验发现，四环素族药物尤其是多西环素修饰性衍生物可抑制牙龈扑啉单细胞菌降解血清蛋白的能力和胶原水解活性，维持A蛋白酶抑制因子的活性，还不会引起细菌的耐药性，也不干预正常牙周组织的新陈代谢。如盐酸米诺环素是一种半合成的四环素衍生物，在所有的四环素类药物中，其抗菌作用最强、脂溶性最高、渗透性最好，国外学者应用盐酸米诺环素治疗中、重度牙周炎的长期疗效研究中也证实了其良好的效果。但由于此类药物肠胃道反应大,药物在牙周组织中局部浓度低,容易引起色素沉淀,限制了其全身应用。随着人工合成缓释辅料的研制成功,可减少此类药物的不良反应,增加其局部组织浓度。因此,四环素类药物已成为牙周病临床辅助用药的重要组成部分,并具有广阔的前景。四环素类药物应用的注意事项:四环素类药物易受二价、三价金属阳离子的影响,不宜与钙盐、铁盐或铝盐等同时服用,孕妇、哺乳期妇女及8岁以下的儿童禁用,长期使用可造成二重感染等。

(三)双磷酸盐类药物

双磷酸盐类药物是一类预防骨质疏松的药物。双磷酸盐为焦磷酸盐中P－O－P键更换为P－C－P后形成的类似物。它保留了焦磷酸盐的Ca^{2+}螯合作用,同时增加了酶的稳定性。双磷酸盐类药物主要有:阿仑磷酸盐、依屈磷酸盐、替鲁磷酸盐等。双磷酸盐类药物应用于牙周炎治疗的可能机理。①调节牙槽骨吸收,直接作用于破骨细胞,通过成骨细胞间接作用于破骨细胞,抑制巨噬细胞活性,减少其对成骨细胞的负面影响。②可诱导牙槽骨形成,依卡磷酸盐高浓度脉冲疗法。③对基质金属蛋白酶的调节金属离子螯合剂。Sharma A等在一项长达4~5年的纵向观察中发现,对4例成人牙周炎患者进行牙周基础治疗的同时,间歇周期性应用依屈磷酸盐辅助治疗,结果显示4例患者平均牙槽骨密度明显增加,牙松动度及牙周袋深度明显减少。另一项研究发现:对40例绝经期女性牙周炎患者应用阿仑磷酸盐(10mg/d,6个月)辅助牙周基础治疗,与对照组相比,用药组牙周病临床指标改善,局部组织炎症反应减少,且药物还促进了牙槽骨的再生和矿化。但是双磷酸盐类药物应用于牙周炎病人的治疗还停留在研究阶段,如何选择最佳药物、给药剂量及给药方式等问题都还不明确,尚有待于进一步的研究。

(四)中医药类

祖国医学对牙周病的治疗,历代医者就积累了大量的经验。现代中医除了继承和应用前人的成果,还在成方制剂、临床疗效、治疗机理等方面做了大量的研究工作。祖国医学注重内因与外因,全身与局部的关系。认为引起牙周炎的病因是胃肠炽热、气血虚亏肾元亏损以及口腔不洁等,并采用辨证治疗的方法,取得了较好的疗效。徐治鸿等人研究发现急性牙周炎主要与胃火炽盛有关,而慢性牙周炎则主要表现为肾器衰损。运用牙周败毒饮(主要成分为黄芪、紫花丁、生地等)治疗急性牙周炎起到了清热解毒、凉血消肿、泻火通便的作用,临床应用取得了良好的疗效。刘明卫等采用六味地黄丸治疗阴虚火旺型牙周炎,研究表明在五个月的实验周期内使用六味地黄丸可使牙周组织稳定,预防牙龈萎缩,提示六味地黄丸对牙周炎疗效的维持和改善有较好的辅助作用。另外,一些学者还对牙周病的局部中药用药展开了研究,如周汝俊等,以黄连、薄荷等数味中药制成的黄甲棒局部涂抹,证明对牙周炎的优势菌有明显的抑制作用。张志荣等将黄连、黄芩、黄柏加赋形剂制成牙周灵膜剂局部应用于牙周袋,以碘甘油为对照,结果表明实验组的龈沟出血指数以及菌斑内螺旋体比例的下降比对照组更明显;体外抑菌实验表明其对牙周可疑致病菌的抑制作用均较强,与临床观察指标的变化是一致的。

针灸技术在口腔科领域已广泛应用于镇痛、拔牙、手术麻醉及三叉神经痛、面神经麻痹、颞下颌关节紊乱综合征、灼口症、复发性阿弗他溃疡等疾病的治疗。尤其在缓解牙周炎引起的牙龈肿胀、牙齿疼痛方面有显著疗效。傅蕴英报道取阿是穴为主穴,配穴取四白、下关、颊车,采用阿是穴点刺放血,配穴斜刺、提插捻转法治疗慢性牙周炎121例,观察牙龈炎症、牙周袋、牙齿松动度等临床指标变化。结果痊愈35例显效69例,进步12例,有效率95.9%。

而随着分子生物学技术的发展,近年来越来越多的学者致力于从分子水平探讨中医药对牙周病的治疗机理并取得了一些有意义的结果。有学者用糖尿病实验鼠研究推测补肾固齿丸的作用机理,可能通过增进PMN趋化,吞噬功能而发挥对牙周组织的保护作用。刘滨、赵瑞芳等研究枸杞、骨碎补对HCG体外附着与生长的影响表明其可使细胞向根病变处附着并减轻根面残余毒素对细胞的损伤。越来越多的研究表明中西医结合可为牙周病的治疗开辟了一条新途径,它既注意到了致病因素对局部病变的影响,也重视宿主反应对局部病变的影响。但目前中西医治疗牙周病尚处于探索阶段,因此仍需要进行大量的临床及实验室研究。

牙周病是多因素疾病,有许多问题尚需解答,如疾病的形成过程,基因背景、牙周病活动机制及诊断指标等等,随着分子生物学技术及中西医结合模式的开展,对牙周病的研究将日趋简便、客观和深入。新药物的应用、新型生物材料的研制,牙周病的药物治疗效果将会更上一个台阶。

六、非类固醇抗炎药物治疗牙周病的临床观察

牙周病的发生和发展由牙菌斑中的某些厌氧菌感染引起,目前临床上对厌氧菌感染的控制已经取得了很好的效果。众所周知,牙周炎时随着炎症的不断发展其必然结果是牙槽骨的吸收和牙齿的松动。但甲硝唑等抗生素类药物对炎症的控制是有限的,

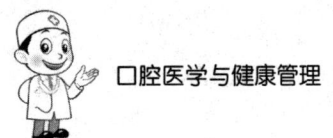

尤其是不能抑制牙槽骨的吸收,为此我们应用非类固醇抗炎药物治疗牙周病取得了较好的效果。

(一)材料和方法

1. 材料

非类固醇抗炎药物优布芬。

甲硝唑(灭滴灵)。

2. 方法

随机将病人分为实验组、对照组,每组均为30人。分别用优布芬和甲硝唑进行牙周治疗,均不作其他牙/周治疗。实验组采用口服优布芬(50mg/片)每天三次,每次一片服用一周。对照组采用口服甲硝唑片(500mg/片)每天三次,每次一片服用一周。在治疗前及治疗后一周分别测定牙眼指数(GD、菌斑指数PLI,以及牙周袋深度PPO)。

3. 选择病人条件

我院口腔内科门诊牙周病人,均为成人牙周炎。

无全身性疾病。

三个月内未使用过抗生素类药物及其他牙周治疗。

牙周袋4 mm以上结果。

两组牙眼指数改变如表2-2所示。

表2-2 二种药物治疗前后牙暇指橄比较

药物	例数	治疗前 $X \pm 3$	治疗后 $X \pm 3$	P值
优布芬	30	2.14 ± 0.44	1.05 ± 058	<0.001
甲硝唑	30	2.07 ± 0.37	1.01 ± 0.38	<0.001

两组药物治疗前后牙菌斑指数改变比较如表2-3所示。

表2-3 二种药物治疗前后,班指橄比较

药物	例数	治疗前 $X \pm 3$	治疗后 $X \pm 3$	P值
优布芬	30	2.33 ± 0.48	1.15 ± 0.44	<0.001
甲硝唑	30	2.25 ± 0.44	1.17 ± 0.50	<0.001

两组药物治疗前后牙周袋深度改变比较如表2-4所示。

表2-4 二种药物治疗前后牙周袋深度改变比较

药物	例数	治疗前 X±3	治疗后 X±3	P值
优布芬	30	5.41±0.21	4.30±0.17	<0.001
甲硝唑	30	5.20±0.32	5.09±0.27	>0.05

从以上结果可以看出：非类固醇药物对炎症的缓解及菌斑的控制均有较好的作用。从牙周袋的深度改变来看非类固醇药物优于甲硝唑。

(二)讨论

牙周炎时牙眼红肿、牙周袋形成、牙周附着丧失和牙槽骨吸收,眼沟液量及眼沟液中 PGs 含量增多。非类固醇药物对其有明显的治疗作用。甲硝唑应用于牙周病的治疗主要是由于该药对寄生原虫、阿米巴均有抑制或杀灭作用,对厌氧菌感染如脆弱拟杆菌、产黑色素拟杆菌和其他的杆菌等均有抑制或杀菌作用。牙周病的牙槽骨吸收不仅和牙周致病菌侵入牙周组织有关,而且也和宿主在进行防御应答时释放的一系列因子密切相关。目前研究认为宿主来源的骨吸收诱导因子花生四烯酸的代谢产物 E 族前列腺素(PGE),在诱导骨吸收方面占据着重要位置。在细胞因子方面如白细胞介素 1(lL-1)、肿瘤坏死因子(TNF)已证实可能参与牙周病时牙槽骨的破坏,而 PG 合成抑制剂即非类固醇药物吲哚美辛、优布芬等能部分或完全抑制这些破骨因子和破骨反应,同时亦可部分抑制细菌来源的骨吸收诱导因子,另外吲哚美辛等治疗牙周炎时牙眼指数 GD 牙周附着丧失及牙槽骨吸收减轻,破骨细胞减少,并在骨吸收区成骨细胞增多,眼组织中 PGs 减少、牙周袋变浅、菌斑聚集减少、牙齿松动度降低。

从临床观察查看优布芬治疗牙周炎有明显的疗效。治疗后,除主观症状改善外,牙眼指数(Gl)和菌斑指数(PLI)均有显著降低(P<0.001),而且治疗后牙周袋深度可以变浅并明显优于甲硝唑。

第二节 牙周病的手术治疗

一、牙龈切除术联合根向复位瓣术在Ⅲ度根分叉病变治疗中的应用

Ⅲ度根分叉病变,根分叉区的牙槽骨全部吸收,形成"贯通性"病变,探针能水平通过分叉区,但它仍被牙周袋软组织覆盖而形成盲袋,未直接暴露于口腔,常常堆积大

量菌斑和食物残渣,因患者难以自洁而导致牙周反复感染。本研究对患者下颌第一磨牙Ⅲ度根分叉病变采用牙龈切除术联合根向复位瓣术进行治疗,分析其疗效,探讨根分叉病变的有效治疗方法。

(一)资料和方法

(1)一般资料

收集 2011 年 8 月至 2013 年 10 月至我院诊治的下颌第一磨牙Ⅲ度根分叉病变的患者 29 例(31 颗患牙),所有患牙均符合 Glickman 分类的Ⅲ度根分叉病变诊断标准。其中女 17 例,男 12 例,年龄 38 岁~73 岁。16 例(18 颗患牙)因对手术畏惧、治疗费用等原因不愿意接受手术治疗,归为非手术组;13 例(13 颗患牙)采用牙龈切除术联合根向复位瓣治疗,归为手术组。两组患者在年龄、性别、病情严重程度上差异无统计学意义($P>0.05$),具有可比性。

(2)方法

采用常规方法对患者进行牙周基础治疗,即全口龈上洁治和龈下洁治术,调𬌗,拔除无法保留的牙齿,对牙髓病变患牙进行根管治疗等。对患者进行详细的口腔卫生指导,让患者掌握正确的刷牙方法及牙线和牙缝刷的使用方法。基础治疗后 4 周对患牙牙周状况进行评估记录:①采用 Silness - Loe 法检测颊舌侧根分叉区菌斑指数(plaque index,PLI)。将 PLI 大于等于 1 记为阳性。②采用 Williams 探针探查颊舌侧根分叉区垂直探诊深度(verticalprobing depth,VPD),临床附着水平(clinical attachment level,CAL)及探诊出血(BOP)阳性率。③采用镊子检查松动度,颊舌方向松动记为 1 度,颊舌和近远中方向松动记为 2 度,近远中和垂直方向均松动记为 3 度。

手术治疗患者,常规麻醉消毒铺巾。颊侧采用牙龈切除术切除部分根分叉区牙龈,但保留约 3mm 附着龈,然后采用根向复位瓣法处理,即作内斜切口,两侧邻牙轴角作垂直切口,Gracey 刮治器和超声器械仔细刮治和平整根面,彻底清除根分叉区炎性肉芽组织,必要时高速涡轮机修整根间隔牙槽骨,使根间隔顶与根分叉顶距离大于等于 4mm,确保牙龈愈合后颊舌侧根分叉完全贯通并有足够间隙通过牙缝刷。腭侧采用牙龈切除术切除根分叉区龈组织充分暴露根分叉,然后进行常规翻瓣刮治。颊侧龈瓣复位于牙槽嵴顶处与舌侧龈瓣缝合。根分叉通道放置细碘仿纱条,放置牙周塞治剂。术后复方氯已定液含漱,1 周后拆线,使用间隙刷护理。非手术治疗组,在采用超声及手工刮治器相结合的方法进行二次龈下刮治和根面平整。

治疗后 3 个月再次检测颊舌侧根分叉区 PLI、VPD、CAL、BOP 和松动度(VPD、CAL 取近中根远中位点及远中根近中位点的平均值进行统计)。此外,通过患者的主观感受评级,评价临床疗效:①有效:自觉症状消失或明显好转,松动度改善,咀嚼功能恢复良好;②无效:自觉症状无好转,松动度无改善,咀嚼功能无改善。

(3)统计学分析

数据分析使用 SPSS19.0 软件,组内治疗前后及组间,PLI、PD、CAL、松动度比较采用 t 检验,菌斑百分率、BOP 阳性率及有效率比较采用 Fisher 精确概率法检验,$P < 0.05$ 为差异有统计学意义。

(二)结果

治疗后 3 个月,组内治疗前后比较,手术组 PLI、VPD、CAL 及 BOP 阳性率降低,差异有统计学意义($P < 0.05$),菌斑百分率、松动度比较差异无统计学意义($P > 0.05$);非手术组 PLI、VPD、CAL、菌斑百分率、BOP 阳性率及松动度治疗前后差异均无统计学意义($P > 0.05$);治疗后 3 个月手术组与非手术组比较,手术组 PLI、VPD、BOP 阳性率均低于非手术组($P < 0.05$),CAL、菌斑百分率及松动度差异无统计学意义($P > 0.05$)。

(三)讨论

根分叉结构的特殊性及病变程度等影响根分叉病变治疗方案的选择和预后。有研究认为,81% 的根分叉入口小于 1 mm,58% 小于 0.75 mm,而一般刮治器刃部的宽度大于或等于 0.75 mm,难以完全进入根分叉区内。此外,根柱的长度、釉珠、牙根数目、根面形态等也影响着根分叉病变的治疗。Ⅲ度根分叉病变根分叉区的牙槽骨全部吸收,但仍被软组织覆盖而形成盲袋,患者难以自洁而导致牙周反复感染,加剧牙齿的松动和不适。其治疗目标主要是:清除根分叉区牙石、菌斑,控制炎症;通过手术等方法,形成一个有利于患者自我控制菌斑并长期保持疗效的局部解剖外形,阻止病变加重。Ⅲ度根分叉病变常用的治疗方法主要有截根术、分根、或牙半切除术,隧道成形术等。GTR 应用于Ⅲ度根分叉病变治疗的可预期性较差。

研究认为,在炎症消除和去除牙创伤的前提下,由于有牙周膜潜力存在,即使牙槽骨吸收至根尖 1/3,牙齿仍有可能不松动,并能正常行使功能。如果伴有炎症和牙创伤,牙槽骨吸收不到根长 1/3,牙齿也有可能松动Ⅱ度以上。基于以上研究,近远中病变相近、牙槽骨吸收较广泛但不超过根尖 1/3 的下颌第一磨牙Ⅲ度根分叉病变,仍可能有保存价值。此类患牙不适于截根术或牙半切除术,如采用分根术,后期修复也较复杂。因此,本研究选择此类患牙为对象,采用牙龈切除术联合根向复位瓣术进行治疗并获得良好疗效,提示只要适应证选择适当,患者有较好的依从性和较强的保留意愿,牙槽骨吸收未超过根尖1/3的Ⅲ度根分叉病变患牙仍然可以获得有效保存。

根向复位瓣术是消除牙周袋最为可靠的治疗技术之一,主要应用于保存或增加附着。王乾锋等采用根向复位瓣术治疗根分叉病变也获得良好疗效。本研究在保留一定附着龈的前提下,先进行牙龈切除术再进行根向复位,从而减少龈瓣根向复位的难度。根分叉区由于骨质缺损,将龈瓣向根方复位缝合并良好固定有一定困难。实践中发现,龈瓣根向复位缝合后,在根分叉区形成的通道内置一小碘仿纱条,不仅可以固定龈瓣,防止龈瓣冠向移动,维持根分叉通道,并有助于预防感染,覆盖根分叉区暴露的牙槽骨,促进根分叉区新附着龈生成。术中未磨除牙体组织,区别于传统"隧道成形术"。术后未见新增根分叉龋坏,相反由于根分叉获得更好的清洁,有可能降低根分叉区患龋风险;未发现牙根敏感性明显增加,可能因为Ⅲ度根分叉病变患者多数病程较长,对冷热刺激呈适应性或牙髓反应迟钝。

为获得良好的根分叉通道,术中可能需要磨除根分叉区部分牙槽骨,但关于根分叉顶到根间隔顶距离的研究较少。有研究认为,该距离≤2 mm时,90%的根分叉病变均可愈合,该距离≥3 mm时,仅有67%可完全愈合。因此,本研究在修整根分叉区牙槽骨时参考上述研究结果并结合牙龈生物学宽度理论,使根间隔顶与根分叉顶距离≥4 mm,确保牙龈愈合后仍有约2 mm以上间隙,术后观察根分叉通道均保持通畅。

本研究结果表明,手术组术后菌斑指数明显降低,但菌斑阳性率仍较高,提示菌斑量的控制明显改善,但仍有分布。因为根分叉区,尤其舌侧根分叉间隙刷使用难度大,患者可以清除大部分菌斑,但很难彻底。手术组VPD、BOP阳性率明显降低,说明通过该手术可以到达消除炎症的目的。手术组有效率高,表明患者自主症状可获得较大改善,自觉松动度减轻,但临床检查松动度无明显差异,可能因为临床松动度检查主观性较大,而且部分2度松动患牙即使松动程度减轻但仍有轻微的近远中和颊舌向动度,仍记录为2度。因此,提示松动度的划分,尤其是2度松动,可能仍需细化或在研究中采用更为客观的牙齿松动度测量仪检测。非手术组治疗前后临床检查指标比较差异无统计学意义($P > 0.05$),但也获得一定有效率,提示部分患者经二次刮治可能炎症程度减轻,患者主观症状改善,但未能消除。

综上所述,对依从性较好患者,牙龈切除术联合根向复位瓣术是治疗牙槽骨吸收较广泛但未超过根尖1/3,且近远中根病变程度相似的下颌第一磨牙Ⅲ度根分叉病变的有效方法之一,但本研究病例数尚少,仍需更多临床实验证。

二、牙周翻瓣术的护理改进

牙周翻瓣术的护理改进。中山医科大学口腔中心内科林丽婷、谢兵两年来,经与

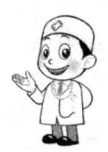

牙周专科医师共同探讨,对门诊施行的150多例牙周翻瓣术的护理实行医护配合的四手手术法,以及在手术器械准备、牙周塞治剂应用、口腔内术前消毒这几方面实行改进,有效地提高了手术质量,缩短了手术时间,取得了良好的临床疗效。现将牙周翻瓣术护理改进总结如下。

(一)护理改进条件

护理人员口腔专业知识培训和提高,是实行医护配合四手手术方法的首要条件。护士必须经过口腔专业知识的培训及有一定的口腔护理经验,才能实行医护配合四手手术方法,且相对固定牙周专科护士,以便更好地总结经验、提高护理质量。

1. 改进方法及具体护理

做好器械药物的准备工作,保证手术顺利进行。

①消毒原则:尽可能采用高压蒸汽灭菌法消毒器械。不能高压处理的尽可能采用一次性使用的消毒器械。

②准备好翻瓣手术用器械及仪器。

③备好麻药、牙周塞治剂粉及丁香油液、生理盐水等。

2. 术前口腔常规消毒改进

嘱患者用清水漱口后,含漱0.2%氯已定(约30 ml)一分钟。这种口腔内消毒方法简便,消毒效果好,手术区不被着色(传统使用红汞、碘酊消毒均被着色,术区清晰度差且患者不易接受)。唇周及面下部1/3皮肤用0.2%氯已定纱布消毒。应用此法消毒的病例未发现术后伤口感染的情况。

手术过程医护配合默契,使手术进展快、出血少,防止术中可能发生的意外。

协助医生完成局部麻醉(注意拧紧针头,注射麻药时协助医生固定针头,防止脱落口腔内)。局麻后要注意观察患者面色、呼吸、脉搏的变化。

手术过程应保持术野清晰,吸唾管通畅,以保证手术顺利进行。常用器械放在医生易取位置,上好刀片,手术时用口镜协助牵拉口角,充分暴露术野,及时用纱布压迫止血,吸唾,清晰暴露牙龈切口,协助医生迅速、按顺序分离牙龈,彻底清除龈下结石及肉芽组织。如果患牙松动明显,护士应用食指轻轻固定患牙,以免刮治时用力过猛引起患牙松动脱落口内,发生意外。术中应尽量避免小器械停留口内,因麻醉后患者感觉麻木,反应迟钝,异物容易滑入气管或食道,引起意外。协助医生缝合,避免撕裂牙龈组织。每次用完吸唾管后要大量吸清水,以免因唾液中有血凝块而堵塞吸管,影响手术质量及速度。

协助医生上好牙周塞治剂。

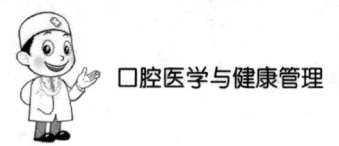

护士了解塞治剂成分、性能,掌握好调拌技术,调拌时动作轻巧、快速,因调拌时间过长会导致塞治剂内松香溶化而不易调成形。将塞治剂调拌成条状(与手术切面相当的长度),稀稠度适中,待牙面及龈缘组织吹干后敷上术区,用蘸水棉签把塞治剂轻压入牙隙,轻揉术区对应的唇颊部,及时把多余的塞治剂用探针除去,以免妨碍咬合。嘱患者在塞治剂未固化前勿大力漱口,以防脱落。

3. 术后护理

嘱患者注意休息,24小时内免进热食,可自行冷敷或含漱冷水,以减轻肿痛。肿胀明显或塞治剂松动脱落,随时复诊。

嘱保持术后口腔卫生,刷牙时避开术区。一周内勿用术区牙咀嚼,以免塞治剂脱落而造成出血、感染。

(二)总结

提高牙周手术的护理质量,是手术成功的重要因素之一。通过医护配合的四手操作,使手术进展快、出血少、感染率低。减少患者张口时间,患者更易接受该手术治疗。严格的器械消毒,可杜绝术后感染及交叉感染的机会。牙周塞治剂调拌技术的提高,减少了塞治剂脱落现象,有效地保护伤口,防止感染及术后伤口出血。口腔内消毒方法的改进,既简便高效,又使术野清晰。

医生是手术的主刀者,但若有熟悉专业知识、勤快细心、配合默契的护士协助,则可大大提高手术质量和效率,避免术中可能出现的一些意外。只有通过不断实践,不断改进,才能提高护理质量,提高护士在口腔医疗护理工作中的地位。

三、引导牙周组织再生术的研究进展

引导牙周组织再生术的研究进展。上海铁道医学院口腔系袁诗芬提出,牙周病治疗的目的是使已经被破坏的牙周组织形成新附着。常规的治疗方法,往往是牙龈结合上皮向根尖方向移动,形成长结合上皮的愈合。引导牙周组织再生术是目前口腔医学界研究的重要课题,它利用某种膜状物作为屏障,阻止龈上皮和结缔组织与根面接触,延缓上皮移动,在膜与根面形成楔状隙,并引导牙周膜(PDL)细胞优先附着于牙根面,分化形成新牙周组织结构,又称膜引导性牙周组织再生术(简称MGTR)。

(一)膜的种类

GTR的薄膜有两种:一类是可吸收性如胶原膜,不成熟胶原膜和聚乳酸膜等;另一类是不可吸收性如微孔滤膜、Teflon膜。目前比较肯定的是聚四氟乙烯膜,是一种惰性非常大的材料,与组织不易发生反应,有一定韧性,其中以商品名为Gore-Tex效果更优,由两部分组成①领口:位于膜的冠方边缘,是由开放的微孔结构所构成,目的是阻止上皮移动;②围裙部分,是领口的连续,由闭合的 Teflon 构成,可阻止龈结缔组织与根面的接触。其次,微孔滤膜 MillipareFilters 有多种孔径,其直径约 $2\sim3~\mu m$,以阻止上皮细胞移动。

不可吸收性材料的最大缺点是不被组织所吸收,在 2~3 月后需第 2 次手术取出。可吸收性膜是近年来发展起来,在一定时间内降解被组织吸收,无须 2 次手术。胶原膜具有以下优点:①胶原是牙周结缔组织的主要成分,可参与组织代谢;②对成纤维细胞有较高诱导性;③能抑制上皮细胞的移动;④弱的抗原性。但生物降解膜在体内维持时间是一个值得探讨的问题,有研究认为在体内至少保持 6~8 周完整膜,才能达到 GTR 的要求。

(二)引导牙周组织再生术的应用和效果评价

1982 年,Nymans 等首先报道,动物实验中应用微孔滤膜,覆盖翻瓣术中暴露的牙根面与骨面,结果获得较多牙周新附着。以后 Pontoriero1988 年分别对临床Ⅱ、Ⅲ度根分叉病变应用 GTR 治疗,结果根分叉深度明显减少,甚至大部分Ⅰ度分叉病达到治愈效果。1989 年 Gotleow 等应用 Tefion 膜对猴进行牙周手术,术后 3 个月实验组获得 77% 的新生结缔组织生长,对照组只获得 33%。研究证明 GTR 的作用有以下几点:①阻止长结合上皮生长,这不仅是膜的机械阻挡作用,更主要归结于一些非降解膜的化学组成和结构不利于上皮细胞的生长与附着;②保护血凝块,使新生结缔组织产生紧密附着;③膜与牙根之间形成楔状间隙,引导 PDL 细胞向冠方迁移生长;④阻止牙龈结缔组织成纤维细胞向根面生长;⑤减少牙龈退缩。总之,GTR 对牙周新附着的形成是有效的,主要是促进新生牙骨质和牙周结缔组织的产生,与骨移植,根面处理等结合综合治疗,对根分叉病变,骨内缺损,能增强牙周愈合效果。

(三)引导牙周再生术的方法和影响因素

引导牙周再生术的操作方法是:常规麻醉消毒后,切开翻起粘骨膜瓣,刮除病变内芽组织,根面平整彻底,清理创面,充分止血后将膜覆盖于牙根面,膜放置根方超出骨峪 3mm,膜的冠方位于釉牙骨质界,如不可吸收性膜应超出龈缘 2mm,可用丝线固定于冠部,或用复合树脂粘固,膜两侧应覆盖超出骨缘 1mm 左右,然后龈瓣复位,或冠向延伸瓣;缝合必须紧密。术后 1 周拆线和拆除敷料。必须注意口腔卫生教育和术后定期复查。如非降解膜材料则在术后 3 个月左右 2 次手术将膜取出。GTR 的应用效果与所用材料的种类有很大关系。

总之，动物和临床研究表明，几乎所有应用 GTR 技术，牙周组织再生结果都明显好于对照组。组织学实验证实往往是牙槽骨的生成量少于牙骨质的生成量。

影响 GTR 的因素很多，除材料的因素外有：术后牙龈退缩程度，牙龈退缩越多，可附着的牙根越短，影响新附着的形成；膜的成形和固定困难，因膜是软的故难以使其保持在缺损处，尤其对多面缺损；并也可因术后受力压迫而塌陷，无法保持缺损空间，对骨的修复不利，因此有作者建议植入骨及其代用品以维持腔隙；伤口感染常可见到，不仅在术后近期，而且在术后数周亦可出现，延期感染可能是由于膜与根面形成无效腔或膜的免疫反应，以及膜在龈缘区由于菌斑堆积等因素，以上这些均影响术后愈合。不可吸收膜需第 2 次手术取出，可以破坏已形成新附着。

（四）引导组织再生术的机理探讨

牙周手术组织愈合方式取决于最初生长到根面上的牙周细胞，如细胞源于牙龈上皮则形成长上皮结合，细胞源于骨组织引起牙根骨性粘连，细胞源于牙龈结缔组织导致牙根吸收，只有起源于牙周膜细胞才有形成新生牙骨质，牙周膜和牙槽骨的功能。GTR 有选择性地使 POL 细胞向根面积聚并产生新附着，不排除有骨细胞的生长。实验证明牙周膜细胞是产生牙周新附着的唯一细胞。POL 细胞有以下作用。①再生膜对 POL 细胞有趋化作用，促使其在根面或向冠向移动，向骨面牙面积聚移行；②POL 细胞具有碱性磷酸酶活性，碱性磷酸酶可水解组织中磷酸酯，从而在牙本质沉积中起促进作用；③POL 细胞能产生与成骨有关的蛋白，如骨结合蛋白等，牙周膜细胞有类似骨细胞的功能；④POL 细胞特殊型如 POL-5 可产生骨吸收抑制因子，该因子在牙周附着的形成过程中可能有一定作用；⑤POL 细胞体外培养，在牙片与骨质片模拟的牙周间隙内可产生类似牙周胶原样结构。因此，引导和趋化 POL 细胞在根面生长，对获得牙周新附着具有重大意义。引导牙周组织再生术的报道，是一个值得研究具有广阔应用前景，是增加新附着的一种方法，但对手术方法和材料的选择上尚不十分完善，还有待进一步研究。

四、牙周病手术治疗进展

牙周病是人类最古老、最普遍的疾病之一。据 2005 年第 3 次全国口腔健康流行病学调查结果显示，我国成年人中 80%～97% 患有不同程度的牙周疾病，在调查的人群中牙龈出血率为 75%，牙周袋深度≥4 mm 或者附着丧失 4～5 mm 高达 38%。细菌及其产物是引起牙周病的始动因子。引起牙周病的局部因素有牙石、解剖因素、牙齿位置异常、牙合创伤、食物嵌塞、不良习惯、不正确的口腔治疗、还包括全身的促进因素等。这些都能引起牙周病的发生发展导致患牙的功能丧失至拔除。针对病因除了进行牙周基础治疗、修复治疗外,牙周病的手术治疗也是至关重要的。现就牙周病的手术治疗作一综述。

(一)膜龈手术

1. 牙龈切除术及牙龈成形术

这种手术主要适用于牙龈的增生,在前牙龈沟底位于釉牙骨质界附近,没有明显的附着丧失,在后牙牙周袋底不超过膜龈联合,为骨上袋、附着龈宽度足够者,该手术目的为消除牙周袋。该方法的缺点:前牙区潜在的美学问题和牙根暴露引起的根面敏感及根面龋。手术的方法:主要是在沟底根方 1~2 mm 处做与牙面成 45°角外斜切口。术后做牙龈修整,使其成扇贝状。随着高强度头灯、牙科放大镜及光纤维探针、Er,Cr:YSGG 激光等现代工具的发展,微创手术逐步占主导地位。使用 Er,Cr:YSGG 激光不能减少术中出血,手术视野清晰,适合于微创修复。仅 Arnabat – Domínguez 等通过 Er,Cr:YSGG 激光进行牙龈切除及牙龈成形术,能明显降低术后疼痛及肿胀。

2. 增加附着龈

(1)根向复位瓣术

这种手术是通过内斜切口,翻开龈瓣(可以是部分厚和全厚瓣),向根方移位以增加附着龈宽度。这种手术如果组织瓣移位至牙槽嵴顶的根方而暴露牙槽骨边缘,可造成牙槽骨不可逆性的丧失和术后长期的疼痛。所以组织瓣移位到紧贴牙槽嵴顶为好。

(2)龈瓣移植术

龈瓣移植可分为自体游离龈瓣移植术、带蒂移植瓣术及结缔组织移植瓣术。自体游离龈瓣移植术适用于附着龈过窄,附近牙槽黏膜及肌肉的牵拉而使龈缘与牙面分离,或者前庭沟过浅,几乎无附着龈者。手术缺点是需两个手术部位,供瓣区创面开放引起不适或止血困难。带蒂移植瓣术分为旋转瓣和提升瓣,适用于Ⅰ类、Ⅱ类龈退缩。这类手术只有一个术区,但成功率不高,有可能出现骨质丧失和供体部位的牙龈退缩。结缔组织移植瓣术分为游离结缔组织瓣和上皮下结缔组织瓣,这种手术适用于Ⅰ类、Ⅱ类龈退缩,可用于多个牙,成功率高,牙龈退缩较少,术后牙龈颜色协调、美观,但技术操作要求高,上皮形成时间较长。牙龈退缩在临床上非常常见,如何设计合理的龈瓣,提高术后美学及功能效果有非常重要的临床意义。国内外多数学者对此类手术进行了大量研究,手术方法不断改进。Langer 等最先报道通过上皮下组织移植修复前牙牙龈退缩,以改善前牙美学效果。Raetzke 报道"信封"技术方法与上皮下组织移植相结合的技术,以避免垂直切割所带来的问题。该技术进一步扩展为使用多个相邻牙齿的囤通道技术,以改善美观效果。尽管上皮下组织移植修复术已经获得成功,但一次手术从上腭获得的结缔组织非常有限。无细胞皮肤基质是来源于同种异体的皮肤捐献者的一种非细胞结缔组织。使用无细胞皮肤基质治疗各种牙位的牙龈退缩,不受患者腭部解剖结构的限制,并且,其统一的规格使得它适合于使用隧道技术。Mahn 等临床研究表明该方法能明显改善牙齿多个面的牙龈萎缩。

系带修整术主要是唇、舌、颊系带修整,其手术特点是将系带连同它与骨面的联系组织一起切除。

(二)应用翻瓣涉及牙槽骨的牙周手术

1. 引导性组织再生术

引导性组织再生术(Guided Tissue Re－geneation,GTR)是牙周的再生性手术,其与单纯的牙周翻瓣术相比,GTR 疗效显著。GTR 适用于三壁骨袋及Ⅱ度根分叉病变。GTR 手术中,骨缺损部位被紧密贴附于周围骨面的屏障膜所覆盖,非骨性细胞被抑制,而保留骨面和膜之间的间隙,来源于骨膜和骨的成骨细胞被选择性地诱导入骨缺损区,促进新骨形成。但是第一代引导膜无论是可吸收膜还是不可吸收膜均有一定缺陷。不可吸收膜的问题主要有:感染与膜去除时间。有研究表明,GTR 手术过程中,细菌可能感染不可吸收膜,此外去除不可吸收膜增加病人发病率、费时,并且可能会干扰再生组织成熟过程中的早期微妙的阶段。由于个体差异,可吸收膜去除的最佳时机目前还不能确定。第二代引导膜的研发成功,该膜有一定的优势,比第一代膜的生物相容性好,细胞变形性小、组织集成好、半刚性,并且该膜是可吸收性,不需手术去除。

GTR 可以在种植体治疗中引导骨再生,也可用于增加牙槽嵴,还可用于安置即刻种植体。总之,GTR 技术在骨再生方面应用已成熟,取得很好的效果。

2. 截根术、切除性骨手术、分根术、牙半切除术

截根术是把多根牙中破坏最严重的一或两个牙根截除,消灭根分叉区病变,同时保留牙冠和其余的牙根,继续行使功能。这种手术后因为牙周膜有效面积减少,会引起继发性的牙合创伤或根折。切除性骨手术是去除骨缺损、纠正骨形态。它能有效消除牙周袋,但要牺牲骨质。分根术仅适用于下颌磨牙,在下颌磨牙从正中沿颊舌方向截开,形成两个独立的类似单根牙的牙体,再行冠修复。这样能达到清除根分叉病变。牙半切除术是把磨牙的牙周组织破坏较严重的一个根连同该半侧牙冠一起切除,形成一个单根牙,从而消除根分叉病变。上述手术要根据患牙的牙根长度,牙周支持骨量的多少而定,具体情况具体分析,不要盲目进行。

(三) 结语

膜龈手术除了在牙龈美容方面起到重要的作用外，对再修复治疗也起到很重要的作用。如修复体边缘要放置在龈下，有充足的附着龈就显得特别重要，就可避免已有的牙周病进一步加剧以及由于牙龈退缩而暴露修复体的边缘。有足够宽度和厚度的附着龈，修复性治疗后对牙龈的暂时性损伤可以很快恢复。应用翻瓣涉及牙槽骨的牙周手术中，GTR可使牙槽骨再生，对患牙及种植体起到提高牙周支持力的作用。截根术、切除性骨手术、分根术、牙半切除术可治疗去除病变的牙根，保留患牙进行下一步的修复治疗，防止牙周病的进一步发展，减少因牙周病而拔牙。牙周手术成功与否，不仅与医师的技术水平有关，还与患者的依从性有关，医师技术只能决定手术成功的一半，而患者对患牙的维护也至关重要。所以牙周手术要全面地评估患者的各方面后才能进行手术，以免引起不必要的医疗纠纷。

五、牙周病的非手术治疗

牙周病是由于宿主与细菌生态失调所致。菌斑控制与牙周生态环境保护是牙周病防治的重要内容。临床上，对牙周病主要采用非手术治疗和手术治疗，两者的目的都是去除病因，恢复牙周生态平衡，促进牙周组织修复。

非手术治疗的范围牙周病的非手术治疗包括：①对患者进行控制菌斑教育和口腔卫生指导；②牙周洁治和根面平整等局部治疗；③附加化学治疗，如碳酸氢钠、氯化钠和过氧化氢的混合物龈下灌注，必要时局部和全身使用抗菌药物；④随访随治，用相差显微镜监测菌斑活动菌。

国外有学者曾对9例对称性牙周炎患者的牙周对称部位分别行Keyes非手术治疗和改良Widman翻瓣术，结果两种治疗方法疗效相似，均能改善牙周情况。3个月后除手术侧牙龈退缩稍多外，在探查深度、探诊出血和附着水平改善上均无显著差异。手术治疗除可直接消除牙周袋，重建骨外形，以及为美观需要而整形外，与非手术治疗的效果无本质区别。部分患者行手术治疗的目的是为根面清创消除病灶提供进路。

(一) 非手术治疗方案的选择

选择治疗方案时应遵循采用最简单的治疗达到最佳效果的原则。如对口腔卫生差所致的牙周炎，可先行洁治、刮治和根面平整，疗效不佳时再考虑辅以药物治疗或手术治疗。部分病例以非手术治疗作为治疗的终点，而另一些病例必须手术治疗。我们体会选择每一种治疗方法时均应权衡利弊。

（二）非手术治疗的适应证和局限性

牙周病非手术治疗的适应证为：①牙周病的第一线治疗，如控制菌斑、牙石，充填悬突，处理食物嵌塞和创伤牙合等；②控制牙周急性感染，提供急诊或暂时性治疗；③局限性青少年牙周炎。④典型的牙龈炎和轻、中度牙周炎；⑤骨丧失过多，牙齿活动度较大难以手术的重度牙周炎；⑥孕妇、老人等不宜行手术治疗者；⑦牙周手术后的牙周保健。

晚期牙周炎常需做复杂治疗，需要在非手术治疗后设计手术。非手术治疗的局限性在于不能改变牙周病理变化造成的解剖畸形，消除牙周袋及恢复牙周软硬组织间的正常生理结构，若未能建立健康的浅龈袋，即使采用最好的药物传送系统，牙周袋仍是微生物生长的最适宜环境。

（三）非手术治疗的手段

非手术治疗过程中，首先用机械方法去除菌斑、牙石（包括龈上洁治术，龈下刮治术和根面平整术等），主要目的是彻底消除诱发牙龈炎的因素，恢复牙周组织健康。一般单纯牙龈炎彻底洁治术后约1周牙龈可恢复正常，而龈下刮治术和根面平整术则可有效地增加牙周附着水平，使牙周袋变浅。对于中、重度牙周病，需通过调牙合法清除创伤性牙合和食物嵌塞，以促进牙周组织的修复。对松动明显的牙，经过基础治疗炎症消除并建立平衡牙合后可行松牙固定术，即通过牙周夹板将松动的患牙连接并固定在健康稳固的邻牙上，形成一个咀嚼群体，以分散牙合力，减轻患牙负担。对牙周袋超过5 mm，复杂的根分叉感染，不规则根面及牙槽骨吸收者，需行手术治疗和全身用药治疗。

六、牙周病非手术治疗进展

牙周病是人类最古老的口腔感染性疾病之一，在世界范围内均有较高的患病率。我国是牙周病高发的国家，80%～90%的成人患有不同程度的牙周疾患。研究显示牙周病不仅危害牙周健康、口腔健康，是导致成年人牙齿丧失的主要原因；也影响着全身健康，与心血管疾病、糖尿病等全身疾病有着密切的关系。因此，早期诊断和治疗牙周疾病，普及和提高广大民众对牙周病的认识具有极其重要的意义。

牙周基础治疗是牙周治疗的第一阶段，也称为消除病因治疗，包括口腔卫生指导、龈上洁治、龈下刮治和根面平整、菌斑滞留因素的去除等。这一阶段的治疗是牙周疾病非手术治疗的重要部分，也是牙周病治疗的核心内容。此外，非手术治疗还包括咬合调整以消除咬合创伤、药物治疗、食物嵌塞的治疗、消除不良习惯、戒烟、治疗和控制全身疾病等。

(一) 菌斑控制

菌斑是牙周病的始动因素,它是一种由基质包裹的互相黏附或黏附于牙面、牙间或修复体表面的软而未矿化的细菌性群体。菌斑在牙周病的发生发展中起重要作用,菌斑控制在牙周病的治疗中占有举足轻重的地位。菌斑控制是日常清除牙菌斑并防止其在牙面及邻近牙龈表面上继续形成,是预防和治疗牙周疾病的重要方法,更是维持牙周组织健康必不可少的措施,其主要措施是个人刷牙,除了传统的牙刷外,电动牙刷逐渐走进人们的生活,高速旋转振动的刷头瞬间将牙膏分解成细微泡沫,深入清洁牙缝,彻底清除牙菌斑,与此同时,刷毛的颤动能促进口腔的血液循环,对牙龈组织有一定按摩效果,已经证实电动牙刷是一种安全有效的日常口腔保健工具。除此之外,提倡使用邻面清洁工具如牙线、牙签、邻间牙刷清洁牙齿邻面,从而更好地达到日常控制菌斑的目的。保持良好的口腔卫生是控制菌斑、减少菌斑最为行之有效的方法。我国民众的口腔卫生保健意识还很不到位,口腔卫生水平还很低下,观念还很陈旧,所以需要我们医生既是治疗者又是教育者,在为患者诊治的同时也要提供必要的口腔卫生指导。传统的口腔卫生宣教主要是对患者进行刷牙方法、次数、时间、邻间隙的清洁等方面的指导。目前,有学者提出在传统口腔卫生宣教中增加心理干预。Naoki 等发现系统认知行为方法有助于提高患者对口腔卫生宣教的依从性。38 例牙周病患者随机分为对照组与干预组。对照组仅进行 20 分钟的传统的口腔卫生宣教,而干预组在口腔卫生宣教后增加 10 分钟的 Farquhar6 步法辅导。2 组均为每周一次,共 3 个星期。Farquhar6 步法具体实施如下:第一步,认清问题;第二步,建立信心与承诺;第三步,增加对行为的认知;第四步,制定和实施行动计划;第五步,评价计划执行情况;第六步,维护成果,防止复发。研究发现短期内口腔卫生宣教联合系统认知行为方法较之单纯的口腔卫生宣教能更有效地促进患者维护口腔卫生行为。

(二) 龈上洁治术

龈上洁治术是牙龈炎的主要治疗方法,菌斑性龈炎通过龈上洁治术,消除了菌斑和牙石的刺激,可使牙龈炎症完全消退或明显减轻,牙龈一般能恢复健康。同时洁治术也是牙周炎治疗的最初阶段,龈下刮治必须在洁治的基础上进行,另外洁治术还是修复、正畸、某些外科手术及放疗前等口腔治疗前的必要环节。龈上洁治术是用洁治器械去除龈上牙石、菌斑和色渍,以延迟菌斑和牙石再沉积,促进炎症的恢复。龈上洁治可以使用手用器械或超声器械。由于超声洁牙机较手用器械省时省力,因此在临床

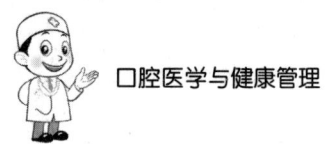

上得到广泛的应用。传统的龈上洁治术完成后需要进一步抛光以延迟菌斑和牙石再沉积,而有学者提出"选择性抛光",所谓选择性就是选择那些结石色素相对较多的牙面抛光,那些本来就很干净的牙面就不建议抛光了。Charu 等学者指出不管目前抛光技术与材料如何先进,选择性抛光是必要的。

(三) 龈下刮治和根面平整术(SRP)

龈下刮治和根面平整术采用机械方法清除牙周袋内菌斑、牙石等致病因素,并去除病变根面细菌污染物质(病变牙骨质),从而减轻局部炎症,促进组织愈合。SRP 是基础治疗中最重要的环节,是牙周非手术治疗的关键所在。以往观点认为龈下刮治要彻底清除病变牙骨质、平整根面,甚至要求达到镜面一样平整以防菌斑再附着。如今人们认识到内毒素仅存在于牙根表面,并且与牙根表面的附着并不紧密,为了减少牙根内毒素而广泛去除牙骨质是不必要的。此外,与传统的分区洁刮治相比,一次性完成全口洁刮治已得到较为广泛的认同,由于牙周炎属于感染性疾病,24 小时内用 1~2 次完成洁刮治,以避免治疗牙位被未处理过的牙周袋或口腔其他部位的牙周致病菌再感染。

光动力作用是指在光敏剂参与下,在光的作用下,使有机体细胞或生物分子发生功能或形态变化,可致使细菌死亡,在化学上称这种作用为光敏化作用,在生物学及医学上称之为光动力作用,用光动力作用治病的方法,称为光动力疗法(Photo Dynamic Therapy,PDT)。随着激光医学的发展,PDT 由于其不同于抗生素的抗菌特性,使其成为牙周病等感染性疾病的一种有潜力的治疗方法。在利用不同波长、功率的激光的热效应、光学效应和生物学效应等来清除牙周袋内牙石及感染物质,改变牙周环境,从而达到辅助 SRP、提高其疗效等已有很多报道。Romanos 等发现 PDT 结合龈下刮治能显著改善牙周组织的微生物环境。Lui 亦提出 PDT 可以作为牙周病非手术治疗的另一种安全有效的方法,能在短期内改善患者的菌斑指数、探诊出血与牙周袋深度。

(四) 牙周病的药物治疗

药物治疗是牙周基础治疗和手术治疗的一种辅助手段。随着人们对牙周袋内菌斑生物膜认识的加深,学者们就牙周病患者未经过机械治疗而直接给予药物治疗疗效欠佳这一点已基本达成共识,对基础治疗为主、药物治疗为辅的认识也更加明确。为了避免药物滥用,牙周病的用药应遵循以下原则:第一,遵照循证医学的原则,合理使用药物,一般情况下牙龈炎和轻中度牙周炎不需使用药物,在对机械治疗效果不佳的重度牙周炎或侵袭性牙周炎以及牙周组织急性感染的治疗中才需配合药物治疗;第二,用药前或用药的同时,要清除牙石、破坏菌斑生物膜的结构,以利于药物对细菌的作用,有研究显示,菌斑生物膜对抗生素作用的抵抗力是浮游状独立存在细菌的1000~1500倍;第三,尽量采用局部给药,以避免和减少耐药菌株的产生和毒副反应;第四,在选择抗生素时,尽量做细菌学检查及药敏试验。

Joe等综述了牙周病的药物治疗,主要分为针对微生物与针对宿主整体调控两大类。针对微生物的药物治疗又分为全身药物治疗与局部药物治疗。全身抗生素用药采用较为广泛的是阿莫西林与甲硝唑的联合用药法,单一的抗生素疗法主要使用阿奇霉素、克林霉素、多西环素、米诺环素等。而牙周局部用药克服了全身用药的诸多缺点,具有用药剂量小、局部病损区药物浓度高等优点。牙周局部用药方式包括含漱剂、局部冲洗、牙周袋内缓释和控释制剂。其中,牙周袋内缓释和控释制剂具有在牙周袋内药物浓度高、药物作用时间长、减少给药剂量和频率、治疗效果佳等优点,主要包括米诺环素凝胶、四环素纤维、氯己定薄片等。

现阶段针对宿主调控的药物主要有非甾体类抗炎药、四环素族和双磷酸盐类药物;这些药物可通过抑制环氧化酶和脂氧化酶活性或通过抑制基质金属蛋白酶的活性而具有抗炎和抑制骨吸收的作用。此外,祖国传统医学认为"肾虚则齿衰,肾固则齿坚",张举之等根据上述理论,从增强宿主全身调控能力角度出发,以传统滋肾古方六味地黄丸为基础,研制出了治疗牙周炎的"补肾固齿丸"。研究显示"补肾固齿丸"对牙周炎、特别是青少年牙周炎有较好的临床疗效,可减缓牙槽骨的吸收,延迟复发,促进牙周组织修复重建。

除了以上介绍的传统方法外,目前针对牙菌斑有了更多的抗菌方法,中药是我国传统医学的宝贵财富,近30年来西方国家也逐渐认识到天然植物的价值,Robert等提出,目前上千种植物化学成分被证实具有抗菌作用,如茶树油、绿茶、薄荷等植物提取物已经广泛应用于口腔保健品中;其次,益生菌通过改变口腔微生态环境用于预防和治疗牙周病;此外,激光杀菌,微生物蛋白酶以及蛋白酶抑制剂治疗牙周病均具有一定的应用前景。

(五)其他

牙周病的非手术治疗还包括去除菌斑滞留因素、咬合调整、处理牙髓-牙周联合病变、拔除无保留价值的患牙、消除不良习惯、治疗及控制全身疾病等。临床治疗中应该重视去除菌斑滞留因素诸如充填体悬突、不良修复体、食物嵌塞等。充填体悬突有利于菌斑积聚,刺激牙间乳头引起炎症,甚至牙槽骨吸收,去除悬突后有助于患者自我菌斑控制。修复体表面粗糙,与牙面密合程度不佳,修复体的边缘过度伸展至龈下,易

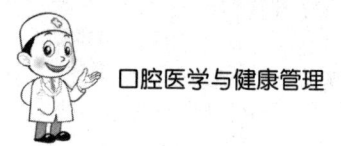

成为细菌生长堆积的条件,刺激牙龈发炎。食物嵌塞也是导致局部牙周组织炎症的常见原因,由较多因素引起,可导致龈乳头退缩、牙周袋形成和牙槽骨吸收。临床上关键是要做详细检查,找出原因,应注意修复牙体正常外形,重建边缘嵴、外展隙,恢复窝沟形态,减少食物嵌塞。

咬合创伤是牙周病的一个重要促进因素,它是由于咬合力超越牙周组织本身所能承受的适应能力,造成对牙周组织的损伤和破坏。近年来,随着研究技术的进步和先进仪器的出现,咬合功能的检查已逐渐由定性检查到定量研究发展,包括光学咬合分析技术、T-Scan系统及肌电图等。咬合调整是指通过选磨法、牙体修复、牙列修复、正畸治疗、正颌外科手术、牙周夹板等多种手段达到建立起平衡的功能性咬合关系,有利于牙周组织的修复和健康;当患者伴有牙周-牙髓联合病变时,应同时处理牙周、牙髓两方面的病变,彻底消除感染源;对于没有保留价值的患牙应尽早拔除;对于有口呼吸、咬唇颊、吸烟等不良习惯要尽快纠正;对于全身系统性疾病如糖尿病等,应积极治疗。

综上,牙周非手术治疗是牙周系统治疗的重要组成部分,其中基础治疗是牙周病治疗的核心内容,良好的菌斑控制和彻底的洁刮治、根面平整是保障治疗效果的关键;此外还应注意菌斑滞留因素的去除和合理使用药物,同时纠正全身不良因素。通过这些方法,非手术治疗是可以成功治疗大多数牙周疾病的。

七、牙周病临床非手术治疗研究

牙周病是指牙周组织发生病变的疾病,它里面有牙龈组织发生病变,包括牙龈病和深及牙周组织里面,如牙槽骨、牙周膜、牙骨质的炎症。这些牙病,是常见的口腔科疾病,是带来成人丢失牙齿的重要原因,也对人类的牙齿和全身健康带来重大危害。牙周病特点是:发病缓慢、得病率高、病情隐蔽、伤害性大。它的主要症状表现为牙龈出血、红肿、化脓、牙根松动、咀嚼疼痛,食欲渐减等。牙周病的发病原因非常复杂,对此还没有统一的定论。大众化的观点就是牙周组织的菌斑感染和牙组织环境。除此之外,遗传基因在这种疾病的发展过程中也扮演重要角色,也就是基因的遗传多态性、多种基因突变体之间、遗传多态性与牙周环境因素之间存在不同程度相互作用,从而带来牙周病。

根据中华口腔学会全国第三次口腔流行病学调查的结果表明,中国人患牙周病的概率达79%。此外,牙周炎还有可能引发其他的疾病,如感染性心内膜炎、菌血症、呼吸道疾病、糖尿病、不良妊娠结果、消化道、心血管疾病、风湿性关节炎以及行为和精神状态。所以，牙周病已不仅仅是一种牙病，而且对人类的整个身体健康构成威胁。因此，对牙周病进行治疗研究，成为当前口腔疾病研究的重中之重。在医疗界，通常情况下采取的对策是手术疗法和非手术疗法。非手术疗法已渐渐地成为人们首选疗法，因为它对于纯粹性牙周炎、牙骨丢失过多、牙齿活动有难度且不易手术的严重的牙周炎，还有不适合手术的老年人、孕妇患者有较好的治疗效果。目前，非手术治疗主要有基础治疗、药物治疗以及组织工程学治疗等方法。

(一)牙周病的基础疗法

牙周病的基础疗法，通常情况下会用物理方法(包括龈下刮治术、龈上洁治术以及根面平整术等)，清理出牙周病的发病因素，对牙周组织的炎症进行消炎处理，且让炎症逐渐消退，咬合调整，从而可以清理掉那些咬合性发病因素。

龈上洁治术目前主要采用的是超声洁治。超声洁治不仅可以除掉龈上和牙齿表面牙石和菌斑，而且又可以将牙面进行磨光。从而有效预防牙石和菌斑沉淀。对于龈下刮治术，则常是采用手工刮治器。手工刮治器效果也明显，主要可以有效地把龈下菌斑和牙石去除掉，从而明显减轻牙周病的症状。一般情况下，纯粹的牙龈炎经过洁治术后，恢复正常的大概需要一个星期左右。但是，上述方法也有不足的地方，那就是手工龈下刮治术用来治疗的时间不仅长，而且疼痛感、肿胀感有明显的不适反应，尤其是那些有多根分叉的牙根以及那些较深牙周袋的治疗效果明显不是太好。最近几年，一些研究人员，在治疗方法上又有了改进，如用带有龈下工作头的超声波洁牙机来配合做好龈下洁治术。在经过对牙周病治疗的超声波和手工器械龈下刮治两种方法的比较后发现，它们的治疗效果差不多，对牙根面及周围软组织的损伤也相当。所以，用超声波洁牙机来配合做好龈下洁治术的方法渐渐大众化。

(二)牙周病的药物治疗

上述基础治疗的确可以对牙周病治疗有很好的疗效，但是在很多情况下，纯粹的基础治疗存在很多的缺点，如对于牙周组织上的菌斑及牙石通常是不能根治的也无法根本上去除牙周组织内已发生的炎症，这个炎症常会带有免疫性的损害。所以，除了进行基础治疗，还要配以药物治疗才是科学合理的。在临床上。药物治疗主要采用的是断阻疗法、菌抗疗法、中医药治疗及中西医结合治疗。

抗菌疗法，是直接把药物作用于牙周病病原体的方法。用于抗菌治疗的药物主要是甲硝唑、青霉素、四环察、红霉素等内服性药物，还有过氧化氢、碘化钾、碘酚、缓释抗菌剂等外用性药物。其中，治疗牙周病的主要药物是四环素类。一些专家提出，四环

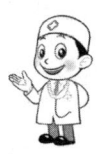

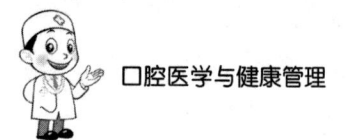

素不仅可以把牙周炎症过程中的宿主反应明显地降低而且还能抑制胶原酶的活化阻止其合成,而且可以对破骨细胞进行诱导至凋亡阻止分泌酸性产物。从而帮助牙周组织的胶原合成与表达。最近几年在医学实践中得到应用的大部分是半合成的四环素,如米诺环素。这种药物的抑菌性能强而广,对于牙周病的炎症的螺旋体具有较大的抑制作用,在所有的抗菌药物当中性能比较高。但是,如果长期服用四环素,不仅会让那些革兰阴性菌产生耐药性,而且也有可能出现副作用。所以,长期服用四环素要慎重。如能配合使用一些局部外用药物,如碘酚、过氧化氢、碘化钾却能够很好地把副作用减少。另外,还可以利用药物浓度和作用时间把病菌的耐药性降低。

牙周病发病的另外一个重要原因就是牙槽骨的吸收。所以,把牙槽骨的吸收阻断住对于牙周病的治疗很重要。目前,用药物来阻止牙槽骨的吸收是很长常见的。医学专家认为,白细胞介素、前列腺素、甲状旁腺激素都是影响牙槽骨吸收的重要因素。另外,专家认为前列腺素是牙槽骨吸收的最重要因素。所以,如果能把前列腺素的合成降低。那么就可能把骨的吸收减少从而牙周病得以治愈。在减少前列腺素合成的药物当中,吲哚美辛是前列腺素合成酶环氧化酶的非选择性抑制剂。很多实验表明:用吲哚美辛药物,可以显著抑制 IL-1a 和肿瘤坏死因子 a(TNF)单独或联合刺激牙龈成纤维细胞 IL-11 的产生。

纯粹的中医或者西医,对于牙周病的治疗都有成效,然而如把中医和西医结合起来共同治疗,则效果更会明显。如果想治疗炽热胃火型,用清胃散清胃凉血,加泻火通便,生大黄凉血消肿,助黄连引火下行,赤芍抗菌解毒消炎;石膏、知母是清胃热、口热的主要药物,从而使热症和炎症消失。减少渗血和口臭。另外可以配合西药环丙沙星和甲硝唑一起来消炎、解毒,从而增加治疗效果。

(三)牙周病的组织工程学治疗

牙周组织工程学治疗,是指把身体以外培养扩增的性能正常的组织细胞(又称为种子细胞)吸附到生物相容性好而且容易被机体吸收的生物材料上从而形成复合物,再把那些正常的细胞和附于生物材料而生的复合物培植到机体受到疾病损害的组织部位,从而创造出具有新形态和新功能的器官,最终把创伤修复,重建组织。经常使用的正常组织细胞包括牙骨髓细胞、牙周膜细胞和牙脂肪基质细胞。此外,最理想的种子细胞是干细胞,因为它来自胚胎、胎儿或成人具有耐力或者具有不断更新能力的细胞。医学专家最近提出,牙周组织中有一种特殊的牙周韧带干细胞(PDLSC)。这种干细胞不仅表达间充质干细胞的标记 STRol 和 MUCl8,而且表达特殊异性的肌腱标记(Scler-axis,PDLSC),它可以分化为脂肪细胞、牙骨质细胞和纤维细胞,如果将其植入免疫性缺陷老鼠身体当中可以形成韧带样牙周结缔组织,而且随着该组织可以看见牙髓样结构。生物载体材料要求比较高,不仅生物相容性好,而且可以被有机体吸收。通常情况下,较为常见的是脱骨钙、原胶、人工合成的聚酯类材料等。

综上所述,牙周病作为常见的口腔疾病,最近几年一直都是医学界研究的热点之一。非手术治疗,如上面所讲的基础治疗、药物治疗、组织工程治疗已经取得了不错的疗效,而且随着研究的不断发展,这些疗法可能会得到更多人的关注和重视。

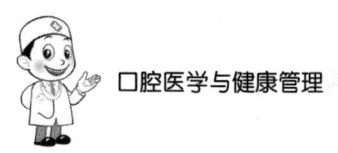

第三章 口腔黏膜病

第一节 口腔黏膜病概论

一、常见口腔黏膜病的临床表现

口腔黏膜病是指发生在口腔黏膜及软组织上的除肿瘤以外的疾病。口腔黏膜病病损的临床表现多种多样。最常见的是溃疡及糜烂,其他如角化异常、疱疹、结节、坏死等亦可发生。而且在病程的不同阶段还可以发生病损类型的重叠,如疱疹破溃可形成溃疡,上皮剥脱后形成糜烂等。从病因来看也比较复杂。除极少数病种是单纯由局部原因引起外,大多数口腔黏膜病的发病和全身状况有着密切的关系。有些口腔黏膜病损是全身性疾病早期或晚期的一部分病征。还有许多口腔黏膜病病因不明,一些口腔黏膜和皮肤先后或同时发生病损的疾病。但无论哪种情况,口腔黏膜病往往都在身体抵抗力降低时发生。所以在诊治时要注意从口腔局部联系全身,从口腔黏膜病损的表现寻求疾病的本质,才不致因诊断不明而延误治疗。本文由于篇幅所限,仅对全科医师可能见到的常见口腔黏膜病按发病率由高向低进行介绍。

(一)复发性口腔溃疡

复发性口腔溃疡(Recurrent Oral Ulceration,ROU)专指一类发生于口腔黏膜、原因不明、孤立的圆形或椭圆形溃疡,其特点是反复发作,又可自行愈合(称为自限性)。本病在口腔黏膜科和人群普查中都是最常见,患病率居口腔黏膜病的首位,约占20%。男女患病率相等。任何年龄均可患病,但以青壮年多见,儿童及老人较少。一一般发病没有季节性差别,但夏季发病相对稍少于其他季节。

本病病因复杂,至今仍不很明确,可能的诱因有:①精神紧张、情绪波动、睡眠不佳;②体液或细胞免疫功能紊乱;③患有消化系统疾病及功能紊乱,如胃炎、胃十二指肠溃疡、肠炎等,腹泻或便秘约占发病诱因的30%;④内分泌变化造成某些女性反复在月经前期发病;⑤家族遗传倾向;⑥缺乏微量元素锌、铁、叶酸、维生素 Bl2;⑦患有贫血等全身性疾病等。总之,ROU 是多种因素综合作用的结果。

临床上根据口腔的溃疡大小、深浅及数目不同又可分为轻型口疮、疱疹样口疮及重型口疮。轻型口疮为 ROU 最轻的一型,也是最常见者,约占80%以上。溃疡可以出现在口腔黏膜的任何部位,但以无角化或角化较差的部位更好发,如唇黏膜、舌尖、舌缘、舌腹、颊、软腭及咽等部位。溃疡数目通常只有1个或几个,圆或椭圆形,散在分布。溃疡表浅,直径约 2~3 mm。溃疡表面微凹,被覆一层淡黄色纤维素伪膜。溃疡为烧灼痛,遇冷、热、酸、甜等刺激疼痛加重。从发病最初到溃疡愈合 7~10 d 左右,愈后不留瘢痕。但往往在一定的间歇期后又复发。间歇期可自数天至数月或更长的时间。严重的溃疡此愈彼起接连不断,几乎没有间歇期。本病一般并无明显的全身症状。

疱疹样口疮或称口炎型口疮。病情较轻型口疮重,但较重型口疮轻。溃疡表现、好发部位和病程等基本上同轻型口疮,但溃疡面积可能稍小,而溃疡数目明显增多,常可达十几个或几十个,散在分布而成口炎形式。口腔黏膜有较广泛的充血发红及炎症反应。疼痛较轻型口疮明显,唾液增加,可能会伴有头痛、低热、全身不适等症状。如有继发感染则局部淋巴结可肿大。

重型口疮也称复发性坏死性黏膜腺周围炎,还简称腺周口疮,是 ROU 中最严重的一型。约占 ROU 的8%~10%。溃疡开始时,其表现和轻型口疮相似,但很快溃疡扩大,基底加深,直达黏膜下层的腺体或黏膜腺周围组织,故溃疡基底微硬或呈结节状。溃疡边缘不齐,高低不平,四周黏膜发红,表面覆盖灰黄色纤维素性渗出伪膜。溃疡面积较大,一般直径达 1~2cm。病期较长,一般数周至数月才能愈合,愈后可遗留瘢痕。腺周口疮同时可伴发轻型口疮。ROU 的诊断主要根据临床表现,必要时可以参考一些化验检查。

治疗原则是消除致病诱因,增进机体健康,减轻局部症状,促进溃疡愈合。治疗方法及所用药物虽然较多,但还没有特效药物,所以治疗时应针对每个患者的致病诱因和对药物的反应有侧重地选用治疗方法和药物,包括局部治疗和全身治疗。局部治疗的目的是保持口腔卫生、防止继发感染、消炎、止痛及促进溃疡愈合;全身治疗的目的

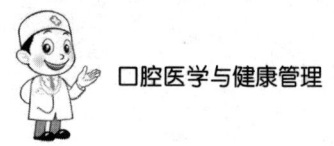

则主要是延长间歇期,减少复发。

(二)扁平苔藓

扁平苔藓(1ichenplanus)是一种皮肤黏膜慢性炎症性疾病,可单独发生于口腔黏膜或皮肤,也可二者同时并发。在口腔黏膜病中,除 ROU 外,以扁平苔藓最常见。口腔扁平苔藓(Oral Lichen Planus,OLP)患病率约为 0.02%~0.51%。多数统计资料表明女性 OLP 多于男性,年龄不限,从几岁儿童到八九十岁老人均可发病,但 40 岁~60 岁比例最大。本病多呈慢性迁延反复波动过程,可持续数月至数年以上,亦可间歇发作,并有较长缓解期。

本病病因尚不明确。目前尚无一致的结论,但有提出一些相关因素。①精神因素:精神创伤、情绪紧张、心理压力致病。②免疫因素:OLP 上皮下固有层有 T 淋巴细胞为主的浸润带,表明本病与免疫因素有关,许多报道认为本病 T 淋巴细胞亚群平衡失调,相应细胞因子功能紊乱。体液免疫可能也参与发病。③内分泌因素:性激素水平变化致本病女性患者较多,病情与妊娠、更年期有关。④遗传因素:本病有家族史倾向。⑤相关系统性疾病:患者多伴有全身性疾病或症状,如糖尿病、肝炎、高血压、消化功能紊乱等。⑥变态反应:一些口服药物,如血管紧张素转化酶抑制剂、β 受体阻滞剂等,可引起 El 腔黏膜的苔藓样改变;银汞、树脂充填物的刺激、义齿的接触等可引起局部口腔黏膜的苔藓样改变。这些可能为迟发性超敏反应(Ⅳ型变态反应)。⑦微量元素缺乏:有研究发现 OLP 患者头发微量元素中的锌、碘等均低于正常,而镍高于正常。⑧微循环障碍。

OLP 可发生于口腔黏膜任何部位,以颊部最多见,其次为舌。病损表现为灰白色角化小丘疹,为针头大小,组成细的花纹,可互相交织延伸成条纹状、网状、环状、斑块状等多种形态,周围炎症不明显,可有红色边缘,黏膜可发生红斑、充血、糜烂、溃疡、萎缩和水疱等损害。口腔内可同时出现多样损害,病损可互相重叠和互相转变,时间长久可变成不规则形状的棕褐色或暗紫色色素沉着。病损多呈对称性分布,黏膜一般保持原有的柔软度和弹性。病情可有反复波动,轻重不等,一般难以自愈。患者有粗糙木涩感,或烧灼性敏感或发痒不适。黏膜有炎症充血时,遇辛、热、辣等厚味刺激可发生敏感灼痛。在上皮糜烂溃疡时,则自发性疼痛加重。

OLP 有特定的组织病理学改变,诊断应根据临床表现和组织病理学变化做出。必要时,还应参考免疫病理学检查和其他化验检查结果。

OLP 的治疗主要有精神心理调节、免疫调节治疗、中西医结合治疗和局部治疗。由于治疗过程漫长和治疗专科性较强,全科医师应尽量将该病患者转往口腔黏膜病专科医师。

（三）口腔念珠菌病

口腔念珠菌病（Oral Candidiasis, OC）是由念珠菌感染引起的急性、亚急性或慢性真菌病。在口腔黏膜科常见病中排第三位。现已知念珠菌属有200余种，但对人类口腔致病的主要有7种。其中以白色念珠菌致病性相对最强，临床最常见其引起的感染。念珠菌是正常人口腔、胃肠道、呼吸道及阴道黏膜常见的寄生菌，其致病力弱，仅在一定条件下才会造成感染，故称为条件致病菌。近年来随着广谱抗生素、皮质激素等药物的广泛应用，已使念珠菌感染日益增多。糖尿病所致的血糖增高，维生素A、维生素B及叶酸缺乏等，都可引起黏膜的退行性变而使白色念珠菌易于侵入，导致感染。潮湿、吸烟、戴义齿、唾液pH值降低等局部因素亦可导致口腔念珠菌感染。长期慢性口腔念珠菌病还有恶变的可能，故应给予重视。

口腔念珠菌病的临床表现可分为四种类型：

①急性伪膜型念珠菌病又称鹅口疮或雪口病，多见于婴儿，可因母亲阴道有念珠菌感染被传染。成人虽少见，但久病体弱者和老年患者也可发生。病程为急性或亚急性。病损可发生于口腔黏膜的任何部位，表现为口腔黏膜上出现乳白色绒状膜，易剥离。自觉症状为口干、烧灼不适、轻微疼痛，小儿出现哭闹不安。

②急性萎缩型念珠菌病又称抗生素性口炎，多见于大量应用抗生素或激素的患者。临床表现为黏膜上出现外形弥散的红斑，以舌黏膜多见，严重时舌背黏膜呈鲜红色并有舌乳头萎缩；但两颊、上腭及口角亦可发生红斑。自觉症状主要为口干，亦可有烧灼感及疼痛。

③慢性萎缩型念珠菌病又称为义齿性口炎，因其多发生于戴义齿的患者。临床表现为义齿的承托区黏膜广泛发红，形成鲜红色界限弥散的红斑。基托组织面和承托区黏膜不密合时，可在红斑表面有颗粒形成。患者晚上常没有摘下义齿的习惯，但无明显的全身性疾病或免疫缺陷，有些患者合并铁质缺乏或贫血，多数伴有口角炎。有些患者未戴义齿，亦可发生阻性萎缩性白色念珠菌感染。在舌、腭、颊等处黏膜上同时有萎缩性红斑，亦可伴有口角炎及唇炎，有的学者称此类病例为慢性多灶性念珠菌病。患者的自觉症状有口干、烧灼感及刺激性痛。病程可数月至数年，病变反复发作，时好时坏。

④慢性增殖型念珠菌病可分为念珠菌性白斑和念珠菌性肉芽肿，应请口腔黏膜病专科医师诊治。

以上所述各型口腔念珠菌病的诊断，除根据临床表现之外，还要有实验室诊断依据:如涂片镜检可见念珠菌丝或唾液培养出阳性念珠菌。治疗主要是局部和全身的抗真菌治疗和口腔局部含漱弱碱性漱口液。

（四）慢性唇炎

慢性唇炎(Chroniccheilitis)为唇部常见的慢性非特异性炎症性疾病,也是口腔黏膜科常见病之一。

发病多与各种慢性长期持续刺激有关,如气候干燥、风吹、寒冷以及机械、化学、温度、药物等因素,或嗜烟酒,有舔唇、咬唇等不良习惯。

临床表现为唇肿、充血,唇红部脱屑、皲裂,表面渗出结痂。有的糜烂、脓肿或血性痂皮,疼痛明显。病情可反复发作,时轻时重,自觉症状为唇部干燥、灼热或疼痛。

慢性唇炎的诊断主要依据临床表现,治疗主要是局部的湿敷和抗生素软膏涂布,也可涂布激素含量较低的软膏。

（五）单纯疱疹

单纯疱疹是由单纯疱疹病毒(Herpes Simplex Virus,HSV)引起的皮肤和黏膜感染性疾病。HSV 的天然宿主是人,侵入人体可引起全身性损害及多种皮肤黏膜疾病。口腔、皮肤、眼、会阴、中枢神经等都是该病毒易于侵犯的部位。儿童成人均可罹患,有自限性,但也可复发。

HSV 分为Ⅰ型和Ⅱ型。Ⅰ型主要引起口周皮肤黏膜及面部、腰部以上皮肤和脑部感染;Ⅰ型主要引起腰以下皮肤和生殖器感染。本病传染途径为唾液飞沫和接触传染。患者之间可发生交叉感染。对此病应注意预防和消毒隔离,防止传播扩散。

临床表现为原发性疱疹性口炎(Herpeticstomatitis)、复发性疱疹性口炎和唇疱疹(Herpeslabialis)。

(1)原发性疱疹性口炎

多见于6个月至5岁儿童,以2～3岁最易发生。6个月前由于新生儿体内有来自母体的抗 HSV 抗体,因此很少发病。HSV 进入人体后,潜伏期10 d 左右,患儿有躁动不安,发热寒战,头痛咽痛,啼哭拒食等症状。2～3 d 后,口腔出现病损,可发生于任何部位,开始时口腔黏膜发红充血水肿,并出现针头大小、壁薄透明的小水疱,散在或成簇发生于红斑基础上,约 1～2 mm 大小,呈圆形或椭圆形,周围绕以窄的红晕。疱易破裂,留有表浅溃疡可相互重叠融合成较大溃疡,覆盖黄白色假膜,周围充血发红。发病期间唾液显著增加,口臭不明显,有剧烈自发性疼痛,局部淋巴结肿大压痛。2～3 d 后体温逐渐下降,整个病程7～10 d 痊愈。部分患者在口周皮肤、鼻翼、颏下等处并发疱疹。

（2）复发性疱疹性口炎

约30%～50%的患者可复发，为簇状小溃疡，多在上呼吸道感染、发热、全身不适、抵抗力下降情况下发生。全身症状较轻。病损发生于硬腭、软腭、牙龈、牙槽黏膜等部位。

（3）唇疱疹

表现为以口唇为主的疱疹性损害，多在唇红部和邻近皮肤发生；也见于颊、鼻翼、颏部。局部发红略高起，以发疱开始，常为多个成簇小疱，单个疱少见。病损经常复发，并多在原发的位置发生。局部感觉灼热疼痛，肿胀发痒，继之红斑发疱，呈粟粒样大，疱液透明稍黄，水疱逐渐高起扩大，相互融合，疱液变为混浊，后破裂或干涸结黄痂。合并感染则呈灰褐色，疼痛加重，痂皮脱落后不留瘢痕，但可留一时性色素沉着。肿大淋巴结持续7～10 d后消退。本病有自限性，可自行愈合。

本病的诊断主要依据临床表现和实验室检查（白细胞计数在正常范围内）。治疗以抗病毒和支持疗法为主，辅以口腔局部消炎、止痛、促愈合的措施。

二、口腔黏膜病教学初探

口腔黏膜病教学虽然在口腔内科教学中所占比例不大，但由于病种繁多、病损形态容易混淆，而且许多黏膜病是系统病在口腔中的表现，所以对本科生来说较难掌握，也是历来教学的难题。如何让学生掌握所学的理论知识，并能运用到今后的临床实践中解决实际问题是带教老师义不容辞的责任。笔者将在教学中的一些体会归纳如下，与同行探讨。

（一）课堂教学

1. 教学手段的多元化

传统教学中使用的粉笔、黑板、挂图、投影仪等教学方法抽象性强，老师大部分时间在写板书，而学生在被动的抄，一堂课下来笔记不少，但授课的内容却印象不深。这是因为传统的文字教材、录音录像教材的信息组织结构都是线性和有序的，而人类的记忆是网状结构，多媒体课件多采取一种类似人类联想记忆时所用的网状结构方式来组织信息，它将单调、乏味的课堂知识形象地体现在图像、影视、动画中，给人以生动、形象的直观感觉，营造出生动活泼的教学环境，极大地调动了学生的教学参与意识。

口腔黏膜病病损较为复杂，一种疾病的病损在口腔中可以有几种表现（如扁平苔藓可有网纹型、丘疹型、斑块型、糜烂型、水疱型、萎缩型等）、病损在不同阶段可以表

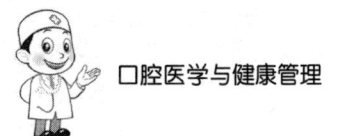

现不同(如轻型复发性阿弗他溃疡在发作前期黏膜出现红色丘疹状小点,约2~3天后上皮破损出现进入溃疡期,再经5~6天溃疡愈合,不留瘢痕)、而同一种疾病在口腔中的病损表现和在皮肤的病损表现又不同(如扁平苔藓的黏膜病损以网纹、糜烂为主,而皮肤损害为紫红色丘疹,指甲病损为甲板萎缩可有纵沟),因此要讲述每一种疾病需要大量的照片才能更好地将一种疾病的纵向(病因、发病机制、临床表现、病理、诊断、治疗、预后)及横向(鉴别诊断)内容呈现在同学眼前,使教学内容形象化,增强感染力,多媒体教学不仅可以让学生在短时间内获得更多的知识,还可让传统教学难以表达的内容得以表达,提高学生理解和记忆的速度,大大增强了教学效果。在采用多媒体教学的同时,并不是完全否定板书教学,将所讲内容的主要框架层次写在黑板上,利用实物、多媒体课件等将形式将教学内容以形象、直观、生动的方式呈现在同学眼前,使传统教学方式与多媒体教学方式形成优势互补,形成立体式的教学方式,力求在短时间内达到最佳的教学效果。

2. 注重理论知识和临床病例相结合

教师在教授理论课时,往往把学生当作知识的容器向其大量灌输疾病的病因、临床表现、诊断、治疗等知识,学生成为被动的接受者,对讲述内容进行机械性的记忆,内容多且趣味性少,造成死记硬背,考试时虽然能通过,但在临床实习中真正接触病人时却不知该如何考虑,因此在讲述理论课时笔者根据所讲内容列举一些临床典型病例,尤其是自己亲自接诊的实际病例,这样会使教学内容更丰富、真实和生动,加深学生对所学知识的理解,起到沟通基础教学与临床应用的纽带作用。对此,笔者深有体会,例如,在讲授天疱疮时,恰好自己刚刚完成这样一例病人的治疗,从病史采集、临床表现到治疗各阶段的病损变化、服用激素前后的体重改变等,由于是自己亲自接诊的实际病例,并配有完整的图片资料,使教学内容变得更加丰富、真实和生动。同时,笔者也深深体会到在遇到典型病例时,一定要从教学需要的角度出发,认真保留治疗全过程图片资料,使学生对疾病的诊治除理论知识外,还有一个视觉上的感性认识,以便加深理解和记忆。在讲述完一章的内容后出1~2道病例题进行课堂讨论,学生从中可以学到如何从病史、症状中抓住重点来推断疾病;在组织观看录像带时不要像看电影时从头放到尾,这样会使学生像走马观花一样对所看的内容印象不深,应在适当的时候按暂停键,引导学生发现问题、思考问题、剖析问题,使学生参与到教学过程中产生互动效果,巩固和理解所学的理论知识,训练学生独立思考和判断能力。

3. 激发学生的学习动机,启发学生的思维,培养以问题为基础的教学法

教师在教学工作中,应善于提出问题,启发学生独立思考、鼓励学生质疑争辩,指

导学生掌握发现问题、分析问题和解决问题的科学思维方法。目前国际上流行以问题为基础的教学法(Problem-Based Leaning,PBL),即学生以一个实际的临床问题为起点,由此带出一系列相关的基础知识和临床方面的知识,查阅有关的参考书和文献,寻找答案,大家共享查到的结果,互相补充,达到取得各个问题的满意答案,与传统"灌输"教学法相比更能激发学生的学习兴趣,将学习由被动变主动。李小明等对临床实习的44名口腔系学生进行以问题为基础的教学法,通过问卷调查结果显示:88%的同学认为该教学法优于传统教学法;86%的同学认为通过自己主持晨会对归纳、综合及查阅文献等能力有了提高;95%的同学对自己临床思维的建立有帮助。口腔黏膜病的理论知识涉及以往学习到的医学知识,如皮科、内科、免疫学、微生物学、病理学和药理学等,在讲述新内容前,教师应善于提出相关问题请同学查阅教科书和有关资料或相互讨论,将疾病所涉及的基础和临床知识串联起来,从而促进了学生运用和巩固所学的知识并培养了对知识的综合能力,有助于学生横向思维和创造思维的培养。在病案讨论时要鼓励学生敢想、敢说、敢于思考和提问,创造一个接纳学生意见的氛围,尊重学生与众不同的疑问和观点,首先教师应引导他们区分重要信息(病史、临床症状、实验室检查等)和次要信息,运用所学知识解决问题,指导学生提出诊断依据和治疗原则;其次是联系学科前瞻性问题,引导同学们查阅相关文献,开阔思路活跃思维;最后可提出目前学科中尚未解决或有待完善的问题,启发学生的创造性思维。通过这样的教学,同学们既掌握了知识,提高了能力,又开阔了视野,充分调动学生的学习积极性,有利于培养学生发现问题、解决问题的能力,使他们的思维能力、分析概括能力得到提高和发展,真正达到我们最终的教学目的,为今后的发展奠定了良好的基础。

(二)临床教学

临床教学分为临床见习和临床实习两个阶段,在口腔内科的临床实习中黏膜病的实习所占比例很少或没有,一般只是见习,在见习中观摩有经验的医生如何诊治患者(如何问诊、检查、诊断及治疗等),从中学到宝贵的临床实际经验固然是很重要的,但是观摩其他医师诊疗和自己亲自给患者诊治是完全不同的感受,只有亲自接诊病人才能掌握黏膜病的诊治过程,因此笔者认为应当增加黏膜病临床实习。通过临床实习,应该使同学们体会到以下几点:①黏膜病病史采集很重要(过敏性口炎所接触的过敏源、原发性疱疹性口炎的前驱症状、复发性口疮的复发史等),患者往往不是没有提到就是叙述烦琐;②有些黏膜病除口腔病损外还伴有全身其他部位的损害,患者往往跟口腔损害联系不到一起而未提及(手—足—口病、白塞氏综合征、多形渗出性红斑等);③有些病损因延误治疗或患者全身情况较差引起继发感染而掩盖原发病损;④

多数黏膜病病人心理障碍较多(由于患病时间较长,无法根治唯恐癌变),往往抱有能一次治愈的心情。医生该如何采集病史、全面检查以及客观地解释病情等诸如此类问题仅靠课堂教学是远远不够的,只有通过临床实践才能逐步学会如何运用所学到的理论知识真正解决临床实际问题,在实践中不断发现问题,解决问题。在临床实习中,同学们有了感性认识,对理论知识的理解更透彻,在初步具备科研能力培养的基础和条件以后,可以请有关老师以小讲座的形式给学生讲述如何选题、如何设计研究方案,介绍自己的科研工作经验和体会,欢迎有兴趣的同学加入到实验中,鼓励和奖励实习期间在专业杂志上发表自己论文(临床报道、综述)的学生,培养他们的科研素质以适应当今社会的要求。

总之,作为一名临床教师不仅要有扎实的理论基础、丰富的临床经验和较强的科研能力,还必须掌握高等教育学、心理学的知识,改变原有的教学思想、观念、内容及方法来适应新时代的要求。

三、常见口腔黏膜病的治疗方案

口腔黏膜病是口腔的常见病、多发病,而且多为慢性病,其中复发性阿弗他溃疡、口腔扁平苔藓和灼口综合征是最常见的三大疾病。近10年来,口腔黏膜病的发病率呈上升趋势,原来不常见的疾病已变为较为常见的疾病,如口腔念珠菌病、寻常型天疱疮和自伤性溃疡等。虽然口腔黏膜病发病率不及龋病和牙周病高,但对健康的危害性比较大。因此,对口腔黏膜病早期诊断,及时系统的规范治疗,具有重要的临床意义。

(一)病理诊断

口腔黏膜科医生应熟悉病理。如活检前已进行了治疗,特别是局部用药后,病理上不典型,就要看临床表现。再如类天疱疮,没有上皮,只有溃疡面,固有层在病理上又无特征性,此时亦要结合临床表现才能诊断。

(二)诊治

口腔黏膜病的基本原则。①抗感染治疗:包括抗细菌、真菌和病毒;②免疫治疗:包括免疫增强剂和免疫抑制剂,其中免疫抑制剂疗效肯定;③替代治疗:如补充维生素和微量元素;④手术治疗:对于口腔白斑局限性损害可选择手术切除;⑤心理咨询:评价患者心理状态,进行必要的心理咨询,消除心理障碍,严重者需心理专科治疗;⑥其他:如中医中药治疗等。总之,口腔黏膜病治疗的基本目的是减轻症状,消除损害,防止癌变,预防复发。

制定治疗方案制定详细的治疗方案,同时告知患者口腔扁平苔藓虽然是一种难以根治的疾病，但通过治疗病情可以得到控制；与患者多交流，消除患者的恐癌心理。

去除局部刺激因素初诊时去除局部刺激因素，如牙结石、残冠残根、与病变部位相邻的金属充填物及金属修复体等。

选择疗效可靠和副作用小的治疗方法用疗效可靠、副作用小的方法治疗，如肾上腺皮质激素局部应用，同时使用免疫调节剂、免疫抑制剂及抗真菌药物。免疫抑制剂可以使用中成药，如雷公藤、昆明山海棠、帕呋啉等。抗真菌药可用制霉菌素甘油涂布，小苏打液含漱等。建议不轻易地全身使用激素，对于严重的病例可以用大剂量短期冲击疗法，但要严密观察，尽量减少全身副作用的产生。

复发后尽快治疗如有复发必须尽快治疗。复发患者多于3~6个月复发，早期控制，可阻止蔓延，防止恶化。对于非糜烂无症状的口腔扁平苔藓有些学者认为不必治疗，只需定期复查。个人认为也应进行早期治疗，及时控制，治疗方法同前。

早期活检如果常规治疗无效或范围广泛，或发生在舌腹、口角区及软腭复合体处的口腔黏膜危险区域的损害应早期活检。有些病例可能出现口腔扁平苔藓和口腔白斑共存的现象，或者在治愈的部位出现类似灼口综合征的临床表现，值得注意。

（三）中医的辨证

论治古今中医各家均把复发性阿弗他溃疡以实火、虚火来分型，这是辨证论治的基本原则。溃疡的发病部位及全身症状都与五脏六腑经络有直接关系；脏腑经络失调，无不反映于口，心与舌、脾胃与唇、颊龈之间的关系较密切。

实火型中分心火亢盛、肺胃热盛、胃肠蕴热、肝郁化火。如心火亢盛，循经上攻于口，而致口舌生疮，一般多发于舌尖部及舌侧缘，周围充血明显，伴心中烦热、急躁、失眠、口干、口渴、便干、尿黄，舌苔黄、脉数。治疗上口疮周围充血明显的，一般用清热解毒药物：如金银花、连翘、板蓝根、紫花地丁、蒲公英、牛蒡子、黄连、黄芩等。心火亢盛可用生地清热凉血降心火，配木通、竹叶、白茅根、车前草等利尿；心烦热口渴加生石膏、麦冬、玄参；便秘用大黄通便泻火。方药的组成、用量及用药时间的长短要根据病人的具体情况而定。

虚火型中有阴虚火旺、脾虚湿困、心脾两虚。如心脾两虚而致的溃疡个数不多，基底凹陷，而周围充血，水肿不明显，愈合慢，相当于西医诊断的重型复发性阿弗他溃疡。这类病人常伴胸闷、心悸、失眠多梦、易疲倦乏力、唇舌色淡、脉细。一般用归脾汤加减，起益气养血作用，方药有人参、黄芪、白术、茯苓、龙眼肉、当归、远志、炒枣仁、木香、炙甘草、生姜、大枣。如果溃疡周缘充血明显则去龙眼肉、生姜、大枣，加黄连、生地，口干加麦冬、白茅根。所以实火型与虚火型表现的症候不同，经辨证论治后用药也完全

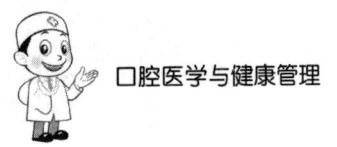

不同。

(四)总结

复发性阿弗他溃疡用抗生素治疗无效,不应使用。在发作期可用免疫抑制剂,如左旋咪唑,但用药时间还有待探索,不能长期使用;在间歇期可用免疫调节剂,如胸腺素,同时可辅以复方丹参滴丸等。

对于白色损害,如果有条件,首诊应活检;如果不能活检,初诊病历记录要详尽。

关于口腔扁平苔藓,糜烂型的好治,但网纹型的难治,这易给患者造成心理压力。对于白色斑纹,颊部的较易消除,舌背的较难,可以局部用药,如使用维A酸软膏等。

四、口腔黏膜病病人护理分析

(一)护理评估

1. 健康史

全身情况,了解病人家族史,有无全身系统性疾病以及营养状况;了解病人有无吸烟史、戒烟史、服药史、治疗史或喜烫食、嚼槟榔等特殊生活习惯;针对性询问病人饮食或使用化妆品情况,哺乳情况,月经情况及精神情绪等。

口腔状况,有无残根、残冠、锐利边缘嵴及不良修复体,近期是否进行过口腔治疗或修复,是否在替牙期,有无咬唇、咬颊、常伸舌自检等不良习惯。

2. 身体状况

复发性阿弗他溃疡,详细询问病程长短,溃疡发作的频率、疼痛程度与数日,有无复发性、周期性及自限性,是否与饮食、睡眠、月经周期等因素有关,溃疡是否具有"红、黄、凹、痛"等特征。

口腔单纯疱疹,详细询问病人有无发热、咽痛等前驱症状。口腔黏膜及唇周有无针尖大小成簇的透明水疱,黏膜疱破后形成溃疡,皮肤疱破后结痂。

急性念珠菌性口炎,仔细询问哺乳经过,有无长期服用抗生素或皮质激素、免疫抑制剂等情况。口腔黏膜有无白色丝绒状斑片损害,黏膜是否充血。

寻常型天疱疮,询问病程长短,曾做过哪些检查,是否明确诊断,曾用过哪些治疗方法,是否用过糖皮质激素,治疗效果如何。口腔黏膜有无棘层松解现象。

黏膜扁平苔藓,询问病人发病过程、病损部位及进展情况,患病后有无治疗,使用药物的种类及使用时间、疗效、不良反应等,有无口腔黏膜出现白色斑块(条柱)、充血、糜烂、萎缩、小水疱等症状。

游走性舌炎,了解病人家族史、情绪及睡眠情况,有无内分泌疾病及其他全身疾病、营养状况,是否为替牙情况,病损好发部位及特征,有无丝状乳头萎缩形成的地图样病损区,并有"游走"现象。

灼口综合征,了解病人就诊的主要原因、症状出现时间、轻重程度、有无规律性以及在何种情况下加重或缓解,灼痛时有无伴随症状,有无社会、心理影响因素和伸舌自检等不良习惯,更年期或绝经期前后的妇女有无更年期综合征的表现,还应询问病人的睡眠、精神状态、月经、饮食及大便情况。口腔局部注意残根残冠、义齿情况、唾液腺功能等。

口腔白斑病,讯问病人是否有刺激痛等症状,口腔黏膜上是否存在以白色斑块斑片为主的损害。有无吸烟史,是否喜食刺激性食物,局部是否存在刺激因素。病变是否有癌变倾向。

3. 辅助检查

血常规检查,有助于了解有无贫血、感染、感染类型、机体的反应及身体基本情况。

涂片镜检或分离培养,有助于确诊感染类型及病原体,确定治疗方案。

活体组织病理学检查,有助于了解细胞分化情况,确定有无恶变。

社会——心理因素,一些黏膜病持续数年,需要长期治疗,病人可有悲观、失望等情绪,因别人患口腔癌而出现恐癌等不健康心里。另外,家庭主要成员对疾病的认识,对病人的态度,能否正确处理突来的刺激,家庭主要成员对疾病的认识,对病人的态度,能否正确处理突来的刺激,家庭经济情况,有无亲友帮助等。

(二)护理诊断

口腔黏膜受损:与口腔黏膜充血、水肿、增生、萎缩、破溃及皲裂等病变有关。

疼痛或舒适度改变:与口腔黏膜受损及食物刺激有关。

焦虑与恐惧:与疼痛、反复发作或恐癌有关。

潜在并发症:与全身免疫功能异常或治疗不当有关。

体温升高:与感染及炎症有关。

营养失调:低于机体需要量。

知识缺乏,病人及家属对疾病发生的相关疾病的防治和预后知识。

(三)护理目的

疾病治愈或控制,受损口腔黏膜得到预期修复。

疼痛等症状减轻或消失,体温恢复正常。

使病人及其家属了解疾病,解除焦虑和恐惧心理,树立信心。

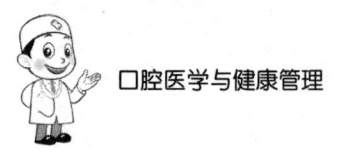

能寻找致病因素或诱因,帮助病人执行降低易感因素的措施,保持良好的生活及卫生习惯,增强机体免疫力,减少或避免感染及并发症的发生。

病人了解疾病的发病因素、治疗原则、治疗过程、预防保健知识及配合治疗的常识,提高疗效,减少或避免复发。

(四)护理措施

复发性阿弗他溃疡病人的护理:

心理护理:让病人了解本病具有自限性、周期性、复发性的特点,是不传染、不恶变、可控制的良性病损,以减轻病人的心理负担,树立信心。

提倡健康的生活方式:尽可能了解溃疡复发的可能诱因,提倡合理饮食和健康的生活方式,例如补充维生素及微量元素,保证良好的睡眠和乐观情绪等。

药物护理:嘱病人遵医嘱用药。如采用10%硝酸银烧灼溃疡时,协助医生隔离术区,勿使药液超出溃疡画,以免伤及周围正常黏膜。

对症护理:疼痛症状较重、影响进食者,可用0.5%盐酸达克罗宁液局部涂擦,或1%普鲁卡因液漱口。嘱病人吃清淡食物,以减轻对溃疡的刺激。

五、口腔黏膜病病人护理分析

口腔黏膜病学是一门较为复杂、特殊的医学临床学科,与其他各科疾病在临床表现及诊疗措施方面既有许多共同之处,又有其独特之处。因此,对口腔黏膜病的诊断治疗是否准确、迅速、高效,除了有赖于医生丰富的临床经验外,护士及时、科学的宣教与心理护理也是重要环节之一。

(一)临床资料

2006年6月至2007年6月,本院专家门诊共收治口腔黏膜病患者351例。其中男159例,女192例,年龄18~86岁。其中扁平苔藓118例;复发性口疮104例;游走性舌炎48例;疱疹性口炎42例;雪口5例;灼口综合征16例;白斑5例;舌溃疡恶变3例;慢性唇炎10例。

(二)口腔黏膜病患者常见心理表现及护理

1. 恐惧型

有部分患者坐上牙科椅就紧张,看见各种诊疗器械更是惊恐畏惧,甚至于开闭口障碍,不能正确阐述病史、配合检查治疗。此时护士应态度和蔼耐心解释,轻声安慰患者,让其精神放松,同时告之大多数黏膜病是"能治"的,只要配合好医生,有病情变化及时告诉医生,就能得到更好的治疗。

2. 焦虑型

由于口腔扁平苔藓,口腔慢性非特异性溃疡、赤斑、白斑等口腔黏膜病为癌前病变,所以部分患者通过上网,查资料而对号入座,忧郁焦虑,寝食不安,得了"恐癌症"。有人整天张口、伸舌、揽镜自查,拉伤了舌肌,损害了颞颌关节,甚至有人痛不欲生,几近自杀,极大地影响了治疗效果。

针对这部分患者,要作认真沟通及细致的思想工作。首先对其表示同情与理解,然后劝告其用科学、客观的态度对待疾病,既要重视它,又不惧怕它,更不要无端猜疑它,在科学高速发展的今天,许多疾病已非不治之症。要引导患者树立战胜疾病的信心和决心,积极配合治疗,争取早日治愈康复。

3. 盲目型

有些患者认为口腔黏膜病是"小毛病",不像肝、胆、肾病严重致死,因而思想上不重视,自己买点"消炎药"吃吃,或者在治疗一段时间,症状转好即不按时复诊继续治疗,结果延误了治疗时机,造成不可挽回的损失。门诊中经常发现由于残根残冠引起的舌创伤性溃疡,未能及时就诊而致癌变,花了巨额手术费仅存活1年~2年。针对此类型患者,一定要谨慎、严肃地告诫其从思想上高度重视疾病的诊疗,告之贻误治疗所可能产生的严重后果。

在口腔黏膜病心理护理中,护士要关爱患者,以人为本,除了尽可能为患者创造舒适愉悦最具人性化的诊疗环境,更应根据不同的患者不同的病情,采用"三不"原则,作好科普宣传工作,即一不要"怕",不要有过多思想负担;二不要"懒",不要有病不治,不当回事;三不要"断",因为黏膜病是慢性病,要长期治疗,提醒患者对诊疗过程要有信心、有耐心,不要自行中断疗程。正是由于长期坚持了心理护理,积极配合治疗,本院口腔黏膜病诊疗效果日臻提高。

六、回医香药在治疗口腔黏膜病方面的应用

回族医学是阿拉伯医学与中医学"中西合璧"的产物,回族医药学在其长期发展中大量使用了阿拉伯香药。单于探讨回医香药的历史渊源,肯定了香药的传入既增添了中药品种,又扩充了方剂内容,更促进了中药剂型的改革。回医香药是指阿拉伯商人从阿拉伯地区甚至东南亚等地贩运到中国的香料和药物,其主要种类包括薄荷、冰片(龙脑香)、乳香、没药、川芎、丁香、麝香、小茴香、青木香、沉香等。据考证,阿拉伯香药最早从汉代就开始输入我国,东汉郭宪在其著作《别国洞冥记》中就指出,在汉武帝元封年间,苏合香已列入长安宫廷所收藏的名香中。唐代中阿正式建交,香药的输

入就更加频繁,宋金元代是香药输入的鼎盛时期,随着我国后世医家对其功效主治的了解渐趋完善,将其广泛应用于临床各科。其中回医香药对我国口腔医学的发展起到了重大作用,近代有关回医香药对口腔黏膜病的防治虽有报道,但尚缺乏系统的整理与概述,从而直接影响临床的应用和疗效观察,故本文对回医香药在治疗口腔黏膜病中的应用做进一步梳理和归纳。

(一)回医香药在治疗口腔黏膜病中的应用

1. 复发性口疮

现代医学认为复发性口疮是一种自身免疫性疾病,中医、回医认为此病不仅是局部的病变,而且是整个机体阴阳失调的结果,病机特点为阴虚火旺、脾肾阳虚等,治疗应扶正为主兼滋阴清热,即用健脾益气,滋肾养阴,养血生肌之法。对病程较长、反复发作者,不可单纯泻火,宜温补恢复阴阳平衡。黄少驹认为此病重在辨证,宜辨别虚火实火而采用清热降火之法。邓洪波则认为应采用能保持毛细血管正常弹性的中药,降低其通透性,减少渗出,抗菌控制创面感染,解毒保护创面,有效改善微循环,消炎止血,促进愈合,在发病早期应阻止溃疡形成。以上两位学者临床用药均以香药为主辨证施治。李秉琦用以香药为主的黄薄含漱剂(香薷、薄荷等)、溃疡糊剂(丁香等)、冰片膜剂、冰硼散剂等局部用药治疗复发性口疮。

2. 疱疹性口炎

疱疹性口炎是因为感染单纯疱疹病毒而发生的黏膜急性炎症和口腔周围皮肤的小疱疹,可溃破形成溃疡。中医认为此病多因外感风热、心脾积热和阴液亏损所致。周红梅根据不同证型分别采用疏风清热、利湿导热及滋阴养液等内治法,同时用含漱剂、糊剂、膜剂、散剂等外治法,其中选用薄荷、细辛、琥珀、冰片等香药。汤玉霞等则认为香药含服,药物直接作用于溃疡表面,消炎止痛,清热解毒,除湿收敛,生肌愈合,疗效更佳。

3. 口腔念珠菌病

口腔念珠菌病是由真菌的念珠菌属所引起的口腔黏膜疾病,中医认为此病多属脾胃积热、阴虚夹湿。周红梅根据不同证型分别采用清泄积热、滋阴利湿等内治法,同时兼用薄荷、冰片等香药制成的含漱剂和散剂局部用药治疗,疗效满意。

4. 口腔白斑病

口腔白斑病是指发生在口腔黏膜上的白色角化性病损,是癌变危险性较大的癌前病损。中医认为此病多属气滞血瘀和痰湿凝聚,治宜理气活血化瘀、健脾化湿消斑。周红梅用含有薄荷、冰片等回族香药组成的黄薄含漱剂、黄吹口、冰连散、青梅散治疗此病。

5.口腔扁平苔藓

口腔扁平苔藓是原因不明的一种疾病,与精神因素、免疫因素有关,中医认为此病多因肝气郁结,气滞血瘀、血虚风燥、脾湿不运所致。根据不同证型分别采用疏肝理气、活血化瘀、养血疏风、健脾利湿等方法治疗,选用香附、郁金、川芎等辨证治疗并用复方苔藓散(冰片等)、青吹口(薄荷等)治疗此病。徐家友采用香药与雷公藤总苷联合应用,能够改善和恢复患者的免疫调节功能,更好地达到治疗目的。

6.慢性盘状红斑狼疮

慢性盘状红斑狼疮是一种相对良性的皮肤、黏膜结缔组织疾病,中医认为此病多属心脾积热、脾虚挟湿、气滞血瘀。周红梅分别给予养阴凉血、祛风解毒、清热利湿、活血化瘀辨证施治,并用冰片、麝香等香药制成膏剂涂敷患处。

7.光化性唇炎

光化性唇炎是由于对日光中的紫外线具有特异的敏感性所致,药物或患肝病也可诱发此病。中医认为此病多因脾胃湿热所致,治疗以健脾清热利湿为主。以乳香、没药、冰片等香药制成膏剂涂敷患处。

(二)讨论

现代医学认为上述口腔疾病多属于炎症、免疫性疾病和消化道疾病在口腔的表现。回医理论认为此类口腔疾病多因火热内盛、气血亏虚、脾胃湿热等所致。

1.丁香

丁香即"百结花""鸡舌香",气味芳香袭人,可温胃、降逆、除秽和止痛。研究发现,丁香花蕾中的挥发油即丁香油中含有丁香酚、乙酰丁香酚、水杨酸甲酸等。实验证明,丁香浸出液、丁香油、丁香酚等确有杀菌、消炎等功效,对白色念珠菌等多种致病性真菌、葡萄球菌、链球菌等均有明显的抑制作用。在临床应用中还发现,丁香油可消毒窝洞、消除牙周炎症状和止牙痛。用硝酸钾-氧化锌丁香油作为暂时固定剂可以明显降低牙体预备时的疼痛。丁香油氧化锌黏固体粉有微抑菌及安抚作用,促进肉芽组织生成,阻X线,可单独作根管充填材料。应用复方丁香酚碘合剂对缘龈炎、牙龈脓肿、牙周脓肿、急性冠周炎和干槽症患者进行局部涂用,取得了满意效果。丁香酚还对口臭、牙菌斑等有较好的防治作用。

2.乳香、没药

乳香、没药均为橄榄科植物,性温,味辛苦,因其含有游离 a-乳香脂酸、β-乳香脂酸、结合乳香脂酸以及阿魏酸和挥发油等,故可活血生肌,消肿止痛。乳香、没药伍用,初见于《证治准绳》之乳香止痛散。张锡纯《医学衷中参西录》曰:"二药并用……

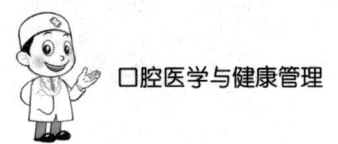

诸痛皆能治之。"《本草纲目》云:"乳香活血,没药散血,皆能止痛、消肿、生肌,故二药每相兼而用。"现代研究表明,乳香所含的有效成分 Bc-4 与大豆苷元联合应用,对人早幼粒白细胞病株细胞的生长有明显的抑制作用,并有明显的分化诱导作用;没药的水煎剂(1:2)在试管内对多种致病性皮肤真菌有不同程度的抑制作用,其抗真菌作用可能与其挥发油中所含的丁香油酚有关。

3. 琥珀

琥珀为古代松科植物的树脂埋藏在地下,经年久凝结而成的碳氢化合物。其商品分为两种,从地下挖出者称琥珀,从煤中挖出者称煤珀,煤珀又称"黑琥珀"。琥珀成分主要含树脂、挥发油,此外还含有琥珀氧松香酸、琥珀松香高酸及琥珀酸等。琥珀性寒,味甘咸,归心、肝经,具有镇惊安神、明目祛翳、收敛生肌之功效。琥珀是通过抑制口腔中有害细菌的氧耗量及其琥珀酸脱氧酶活性,达到杀菌抑菌效果的,除此之外还有镇痛作用。

4. 麝香

麝香具有抗炎作用,未精制的麝香对炎症的全过程都有显著的作用,尤以炎症的初期向中期过渡时效果最为显著,它具有强烈抑制白细胞游走的作用。麝香草酚也对口臭、牙菌斑等有较好的防治作用。

5. 冰片

冰片又名龙脑香,即天然冰片,故亦称之龙脑香冰片。据《中药材手册》可知,天然冰片是龙脑香科植物龙脑香的树干经水蒸气蒸馏所得的结晶,原植物系常绿乔木。日华子云:"龙脑香,开窍辟邪之药也。"故冰片能开窍醒神,治疗闭证神昏、目赤肿痛、喉痹口疮,疮疡肿毒等,现代应用于冠心病心绞痛及齿痛,疗效肯定。

6. 藿香

藿香味辛,性微温,归脾、胃二经,是芳香化湿的要药。研究证实藿香主要含藿香醇、藿香油等挥发油,具有抗真菌、解痉、镇痛等作用。现代口腔治疗主要用其镇痛。

7. 佩兰

佩兰味辛,性平,归脾胃二经,佩兰与藿香常相须为用。佩兰药性平和,辛散温通、芳香透达之力不如藿香,但消除中焦秽浊陈腐、利水除湿之功优于藿香。气香尤浓,辟恶除秽功效尤著,可疏肝行滞,运脾消食,消除舌苔厚腻、口中甜腻秽浊或口气腐臭,为治脾瘅口甜口臭之佳品。

8. 川芎

川芎为伞形科藁本属植物,其性温,味辛、微苦,具有活血行气、祛风止痛之功效。

川芎对口腔黏膜病有镇痛作用。

9.香附

香附为莎草科多年生草本莎草的干燥根茎,具有止痛、抗炎、镇静、解热的功效。利用香附的抗菌消炎作用治疗口腔黏膜病。

综上所述,回医香药在口腔黏膜病治疗中发挥了极其重要的作用,但其临床应用比较零散,缺乏系统性与整体性,需要我们进一步挖掘整理研究。

七、提高口腔黏膜教学效果的体会

口腔黏膜病是指发生在口腔黏膜与软组织上类型各异的疾病总称,有的口腔黏膜病与全身或系统性因素的关系十分密切。口腔黏膜病具有病种繁多、形态类似、容易混淆,而且与机体联系密切等特点,对初学者来说较难掌握,也是历年来教学的难题。为了通过教学活动,充分发挥学生的主观能动性和个人潜能,提高学生主动获取知识与动手能力,我们对口腔黏膜病教学方法进行了改革。鉴于口腔黏膜病教学的特殊性,我们对理论课和临床见习课分别采取不同教学方法,现将在改革中获得的一些体会作一介绍。

(一)教师为主导,学生为主体

传统的口腔教学模式主要是一种灌输式教学,体现在先"教"后"学"。老师以讲授为主,学生则处于被动接受的状态。这种模式下尽管老师和学生都很努力地教与学,但实际效果不尽人意,而且长期的死记硬背使学生的分析推理能力下降。由于口腔黏膜病学理论知识抽象和枯燥,加之知识更新加快和知识体系扩大,使得口腔黏膜病学成了一门教与学难度较大的科目。因此,如何使口腔黏膜病学教学适应时代发展的需要,充分体现口腔黏膜病学在医学专业课程体系中的作用和地位,要求我们必须改变传统教学模式,逐步树立以"教师为主导,学生为主体"的新教学理念,以改变教与学的结构体系,激发学生学习的主动性,提高其综合分析能力、创新性思维能力和自学能力。

口腔黏膜病学既是一门临床医学综合学科,又是专业性极强的医学专业学科,它与其他学科不同的是入门难,入门时,它似乎是完全新型的临床学科,入门以后它又是与临床各科紧密联系的学科。因为入门时首先遇到一系列的全新的概念和无法想象和推断的临床表现,即黏膜病临床病损特点,黏膜病的表现离不开口腔黏膜病损的基本类型,而这些病损的表现又是多种多样变化万千,通过认识病损的形态特征、分布特点和演变过程来认知疾病。因此在总论的学习中,老师只能采用灌输式的教学方法,

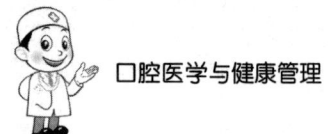

因为此时的学生是初学者,一切都非常陌生,只有一一介绍和讲解,并通过影像图片等加以认识。这个过程称之为入门认知过程,手段应该丰富多彩、生动有趣。在各论中,即使一些常见病、多发病如口腔扁平苔藓,白斑等对学生来说也很难想象和理解,所以,在教授过程中采用教师讲授为主。但同时不能忽视学生的主体地位,应充分调动学生的积极性,提前告知下节课要讲的疾病,提出一些与该疾病有关的问题,让学生通过网络查阅文献获得一些知识,对所要讲的疾病先有一定的了解,再通过教师的讲解达到事半功倍的效果。对于像口腔溃疡,艾滋病等比较熟悉的疾病,课堂上给出一定的时间,让同学进行分组讨论,教师进行归纳及总结。通过引导学生对问题的解决,充分调动学生学习的主动性、自觉性和创造性,使掌握的基础理论知识及时向临床实践过渡,使理论知识经临床实践迅速转化为解决问题的能力。

(二)倡导引导式、指导式、启发式、讨论式教学新模式

当今社会需要高素质的口腔医学生,要求他们在获取知识的同时获取熟练的技能,能应付社会学、伦理学、法律等相关的问题,能做到知识的更新,与时俱进。我们采取的倡导引导式、指导式、启发式、讨论式教学新模式正是注意充分调动学生的学习积极性和主动性,鼓励学生的参与意识,强调获取知识与技能并重的教育目标;培养具备良好协作精神,领导才能和丰富知识面的高素质人才。这种问题式、讨论式的学习方法可以互相启发,互相鼓励,增补知识的空白,活跃思维,提高学习积极性,给人很深的印象。同时,带教老师在整个教学过程中,自身的知识也在不断地补充、完善,带教能力也会不断提高。

口腔黏膜病学是一门实践科学,临床见习课是学生接触患者的难得机会,在见习课中把所学的理论知识与实践联系起来,巩固和拓展已学的口腔基本理论知识,继而初步具备临床工作能力。我们非常注重临床前期实验能力的训练,同时对带教教师也提出了较高的要求,要求带教老师要有高度负责的精神,用平时收集下来的资料,特别是影像资料,不断更新教案,确保学生对口腔黏膜病的常见病、多发病有全面的了解。我们的做法是:每节实习课都设一个专题,用数码相机拍摄下典型病例让学生观看,巩固理论课所学的知识,并且每节实习课都有病例讨论,即在门诊在教师的带领下接触一位和本节实习相关的黏膜病患者,通过问诊病人使学生对该病有一个大概的了解,然后回教室进行讨论。教师提出问题让学生思考,把问题逐一讨论,一一解答。初学者往往易犯"先入为主"的错误思维方式,即以单一的临床表现作为主要依据在脑子里首先形成某个疾病的概念,然后通过现象去印证这一概念的思维方式,没有从临床表现的广度和深度去思考或者提出否定的意见,这种思维方式在工作中就会容易造成

误诊、误治,导致医疗事故的发生。我们的做法是:归纳一下要讨论的病例,简单的病史介绍后提出如下问题:①本病的症状有哪些?②本病可能的诊断是什么?③临床上还需要做什么辅助检查?④最后诊断是什么?⑤诊断依据是什么?然后依上述问题一一讨论,最后结论可以是当天得出,也可以是下一次见习总结得出,总之是通过学生参与讨论和思考来掌握口腔黏膜病常见病、多发病的知识,达到学有所获。总之,在新的教学模式中,教师的作用由讲授者衍变为引导者,学生增强了学习的责任感,增添了学习动力和兴趣;同时自学能力的培养将使学生终身受益。

经过多年的教学探索,我们积累了宝贵的教学经验,锻炼了师资队伍,提高了教学质量,初步建立了一套适合口腔黏膜病学的教学体系。但是,口腔医学的飞速发展,对今后的教学提出了更高的要求,而目前教学中还存在几个主要矛盾:①英文原版教材的缺乏,使对七年制的双语教学受到限制;②缺少好的动画教学片和教学软件,教学手段仍比较单调。这些问题在国内高校研究生教育中普遍存在,需要各级教学机构和管理人员在教学观念、经费投入等方面进行必要的调整。

八、多媒体在口腔黏膜病教学中的应用

口腔黏膜病学是口腔内科学三个分支学科之一,是重要的口腔临床专业课程,然而口腔黏膜病临床表现复杂多样,很多疾病是全身疾病在口腔中的一个表征,在口腔黏膜病学的教学过程中,一直存在教师难以讲清楚、学生难理解的问题,主要是口腔黏膜病临床病损形态多样,学习起来容易混淆,一种疾病在发病过程的不同阶段在口腔中可以有多种病损同时出现,例如原发性疱疹性口炎可以表现为水疱、溃疡、糜烂等,这些病损可单独出现也可以同时出现;而同一种疾病在口腔中的病损表现和在皮肤的病损表现又不同,例如扁平苔藓的黏膜病损以白色条纹或伴有糜烂为主,而皮肤损害为紫红色多角形丘疹,指甲病损为甲板萎缩可有纵沟;不同的病变在损害的不同阶段也可能出现相同的病损,如复发性口疮是以溃疡为特征的病损,但白塞氏病也出现溃疡,且口腔溃疡发生率为100%,这样学生在学习过程中对疾病很难做出正确的诊断,更难以进行鉴别诊断,只能是机械的记忆应付考试,再加上口腔黏膜病种类众多,传统的教学手段主要是教师在讲台上形象描述疾病的发生过程,但是对于从未看过和接触过口腔黏膜病的学生来说,既不容易理解接受又很难记住这些疾病的病损形态,很容易失去学习口腔黏膜病的兴趣,而且对教师的灌输易产生厌倦、乏味感。

荀子曰:"不闻不若闻之,闻之不若见之"。随着现代教育技术的发展,计算机及多媒体技术在教学中被广泛应用,利用多媒体教学的形象、直观特点,将各种口腔黏膜

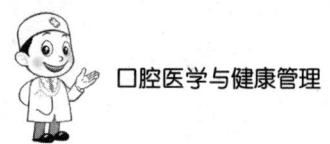

病变的形态、发展过程直观地展现给学生，使得抽象的学习内容变得具体化、形象化展现在学生视野中，便于学生理解，增加了学生的学习兴趣，再加上口腔黏膜病患者张开嘴即可看到，患者知情并同意的情况下，便于拍摄照片收集。因此，合理使用多媒体教学方法，可以弥补传统教学方式的不足。本文就多媒体教学课件在口腔黏膜病教学中的应用作一简述。

（一）多媒体课件的制作

课件中的图片主要来自于临床上收集的病例照片，口腔医学病例图谱、典型病例的图谱扫描，利用互联网上下载，现有录像中截取部分片段及图片。采用数码相机、扫描仪录入图像资料，并用 Photoshop、ACDsee 进行图像处理及修饰，豪杰超级解霸截取录像片段及部分图像，最后用 PowerPoint 编辑制作多媒体课件。

（二）多媒体课件使用的意义

解决了口腔黏膜病教学难点、重点，实现形象化教学，提高教学质量，由于口腔黏膜病的病损表现主要在唇部、舌部和颊部，认真细致的观察就成为黏膜病诊断和治疗中极其重要的一个环节，多媒体材料输入大量的典型病例照片，使得原本教学内容抽象的知识变得形象化、直观性，在整个教学过程中可以做到图文并茂，生动有趣，教师易讲解，同时也激发了学生的学习兴趣，教学难点和重点内容得以清晰表达，从而使学生更容易理解和掌握教学上的重点，大大增强了教学效果。口腔黏膜病多媒体教学给学生主动地学习提供了技术条件，多角度调动学生的情绪、注意力和兴趣。让学生面对知识和问题情境，启发学生努力探索，在不断解决问题的时候培养创新能力，以适应当前信息时代对我国高等医学教育所提出的要求。

（三）应用效果

传统的教学手段是粉笔加黑板，教师在黑板上写，学生在笔记上记，虽然有时利用一些挂图和幻灯片，但总体上来说仍显得单调和不足，许多学生感觉枯燥无味。我们将多媒体应用于我校五年制口腔医学本科学生和四年制口腔修复工艺技术学生受到一致好评。我们通过使用多媒体课件中大量临床病例图片，使学生对疾病的认识从直观上获得反复的视觉刺激，从而达到了对理论知识和实践知识深入理解和记忆，也使枯燥乏味的课堂变得生动有趣，激发了大部分学生的学习兴趣，提高学生学习的主动性，也克服了课后对所学内容遗忘的缺点。学生普遍认为多媒体教学具有信息量大、内容比较形象、直观、生动、图文并茂和大量清晰的口腔黏膜病临床典型病例，这些是传统教学方法无法达到的，弥补了传统教材感性认识不足的缺点；口腔黏膜病教学与临床密切相关,疾病的病因、临床表现及治疗方法等需要大量的信息资料,课堂上应用多媒体教学形象、直观的特点,教师通过插入临床病例图片,便于学生在短时间内对疾病认识产生深刻的印象,对所学内容掌握快、理解深、记得牢,克服了课堂教学中学生只能被动接受的弊端。它可由浅入深地认识黏膜病,可帮助学生对黏膜病学各类疾病系统的全面的熟悉和掌握,可提高对疾病的诊治能力,可以检验学生对所学疾病的认识理解和掌握程度,更能使他们通过学习能够掌握口腔黏膜常见病和多发病的诊断和治疗方法。

靳激扬等认为:理论学得再好,没有足够的视觉刺激,也达不到甄别的境界。但是无论是多媒体教学,还是传统的教学方法,教师都应该在教学中起主导作用。目前,多媒体教学已成为高等医学教育发展的趋势,在采用多媒体教学的同时,也并不完全否定传统的板书教学,将所讲教学内容的主要框架层次写在黑板上,利用多媒体课件将形式将教学内容以形象、直观、生动的方式呈现在学生眼前,使传统教学方式与多媒体教学方式有机结合,形成优势互补,形成立体式的教学方式,争取在短时间内达到良好的教学效果。但事实上无论是传统教学还是使用多媒体教学,这两种方法各有所长,只有将两者有机地结合起来,才能在教学过程中不断提高教学质量,取得更好的教学效果。

九、浅谈口腔黏膜病的诊治及预防

口腔黏膜病是口腔常见病和多发病,多在应激状况或身体衰弱的情况下发作。以复发性口腔溃疡最常见,在普通人群中的发病率为10%,在学生和白领人中的发病率高达60%。有专家指出,中青年人群中这种因为工作或生活压力增大情绪紧张而导致的口腔病人正逐渐增多。

口腔黏膜病的病因尚不太清楚,可能与下列因素有关:局部免疫功能紊乱;过度疲劳;精神因素;胃肠道疾病;局部创伤;部分女性的发病可能与内分泌改变有关;微量元素、维生素 B2 缺乏。

近年还发现部分口腔黏膜病实际是全身性疾病,如白血病、艾滋病的早期表现。

(一)口腔黏膜病的临床表现

口腔黏膜病主要表现为:①轻型,最常见,大多数人属此种,表现为口腔内舌头及黏膜上长出针头般大小的破损点。3~4天后达高潮,疼痛明显;4~5天红晕逐渐消退,疼痛缓解;8~14天后溃疡可自行愈合,且不留瘢痕;②重型,少部分人属此种,破损点很深很大,有绿豆或黄豆般大小,不易愈合;③疱疹型,较罕见,表现为口腔内长出疱疹样的水泡,数量多达十几甚至数十个,严重者伴有低烧及淋巴结肿大。

口腔黏膜溃疡还可发生癌变,常发生在老年人身上,这种溃疡的直径一般常在1cm以上,像一个火山口,边缘隆起,不整齐,中央凹陷,凹陷的表面有颗粒状的小疙瘩,在溃疡的周围和基底部都可摸到硬块,早期疼痛不明显,但发展迅速。

(二)口腔黏膜病的治疗现状

1. 局部治疗

其主要作用是减轻疼痛、防止继发感染促进愈合。消炎:首先,口腔溃疡药膜贴敷,如金霉素药膜、氯己定药膜、意可贴等1日数次;其次,0.1%醋酸氟羟泼尼松软膏,局部涂;再次,具有消炎作用的含漱剂漱口;还可用中药散剂,如口腔溃疡被膜散、养阴生肌散、锡类散、冰硼散等1日数次。

止痛:痛影响进食者,进食前可局部涂用麻醉药物,如丁卡因等。

腐蚀剂:孤立小溃疡可用10%~20%硝酸银、8%氯化锌或50%的三氯醋酸烧灼,此法不常用。

溶菌酶:含片1日3~5次,每次1片。

物理疗法:口内紫外线灯、激光红外线治疗仪等。

皮质激素局部封闭:重症者用醋酸氢化可的松,或泼尼松悬浊液缓慢浸润注射于溃疡下方结缔组织。

2. 全身治疗

适用于多发与复发频繁或症状较明显者,采用中医较好,适当用维生素C及复合维生素B。对诊断为自身免疫病的患者,酌情选用免疫抑制剂;对考虑为免疫功能减退者,用适当药物如左旋咪唑、胎盘球蛋白、核酪等免疫增加剂治疗;全身免疫调整可使用短棒菌苗。

(三)预防

平常应注意保持口腔清洁,常用淡盐水漱口,减少局部创伤,戒除烟酒,生活有规律,保证充足的睡眠,坚持体育锻炼,饮食清淡,多吃蔬菜水果,少食辛辣、厚味的刺激性食品,保持大便通畅,妇女经期前后要注意保持心情愉快,对于每到考试前周期性发作的病员,最好能设法缓解压力,以减少发作机会。

十、口腔黏膜病与中医舌诊关系初探

为了更好地研究口腔黏膜病与中医舌诊的关系,作者对1996年2月至1998年12月来中西医黏膜科就诊的378例单纯型中医证属口腔黏膜病患者西医诊断和中医舌诊情况进行总结,现报告如下。

(一)一般资料

本组 318 例均系来本院中西医黏膜科就诊的单纯型中医证属病例,其中男性 202 例,女性 176 例,年龄最大 75 岁,最小 5 个月,每例都做出西医诊断、在中医分型和详细记录中医舌诊情况。

(二)结果

378 例中复发性口腔溃疡占 197 例,实热型 67 例,舌诊为舌质红、苔薄黄或黄厚;虚热型 52 例,舌诊为苔薄黄或苔少、舌质红或淡红;脾虚湿困型 32 例,舌诊为舌淡、苔白腻;气血虚型 46 例,舌诊为舌淡、苔少或苔薄白。单纯疱疹 25 例,风毒湿热型 12 型,舌诊为舌质红或舌尖红、苔薄黄或黄腻;胃热毒盛型 13 例,舌诊为舌红、苔黄。雪口 3 例,都是心脾积热型,舌诊为舌尖红、苔薄黄。白斑 2 例,都是气滞血瘀型,舌诊为舌质暗红、苔薄白。扁平苔藓 32 例,肝肾阴虚型 2 例,舌诊为舌质红、苔薄黄或少苔;气血两亏型 8 例,舌诊为舌质淡、苔薄白或薄黄;肝经实火型 3 例,舌诊为舌质红、苔薄黄;肝气郁结型 19 例,舌诊为舌质红或偏红、苔薄黄。盘状红斑狼疮 3 例,心脾积热型 2 例,舌诊为舌质红、苔黄;脾虚湿困型 1 例,舌诊为舌质淡白、苔白厚腻。血管神经性水肿 1 例,属脾虚湿困型,舌诊为舌质淡白、苔白腻。药物性口炎 5 例,外感风热型 2 例,舌诊为舌质红、苔黄;毒热炽盛型 3 例,舌诊为舌质红、苔黄。游走性舌炎 4 例,脾胃湿热型 2 例,舌诊为舌面花剥、舌质红;脾胃气阴两虚型 1 例,舌诊为舌面花剥、舌质偏红;脾胃气虚型 1 例,舌诊为舌面花剥、舌质淡白。萎缩性舌炎 15 例,阴虚火旺型 6 例,舌诊为舌面光滑如镜、舌质红或暗红、干燥缺津;气阴两虚型 5 例,舌诊为舌红光亮、无苔或苔少;气血虚型 4 例,舌诊为舌质淡白、无苔。光化性唇炎 2 例,均是脾胃湿热型,舌诊为舌质红、苔黄厚腻。

(三)体会

口腔黏膜病属消化系统黏膜病。黏膜病按系统可分为消化系统黏膜病(如复发性口腔溃疡、胃十二指肠溃疡、慢性胃炎),呼吸系统黏膜病(如上呼吸道感染、慢性胃炎),呼吸系统黏膜病(如上呼吸道感染、慢性支气管炎、过敏性鼻炎),泌尿生殖系统黏膜病(如尿路感染、月经不调、不孕症)等。虽然黏膜病病理变化部位主要是在黏膜,但是各种黏膜病在舌质、舌苔上都有一定程度的反映。舌象能够比较客观的反映黏膜病的病情,并能在疾病的发展过程中,随病情的变化而能及时地显现出来。所以,舌象能推断黏膜病的轻重,辨别黏膜病的性质,以及判断黏膜病情的转化等。此外黏膜病的治疗多数都比较困难,采用中西医结合治疗可取得比较理想的有效率和治愈率。因此,深入研究黏膜病与中医舌诊的关系有着重要的临床意义。

十一、常见口腔黏膜病

口腔黏膜病厂导扮少生在口腔拈膜和口胶软组织上的疾病。这些疾书有些是局部介勺变,有的是全身疾病在口腔中的表现因此,熟悉口腔枯膜病,非但对局部疾患的诊断和治疗有着重要的意义,并且对整沐疾病的预防、早期诊断、治疗和预防,也有一定作用。

复发性阿弗他性溃疡(又叫复发性口疮)本病是口腔拈膜病发病率最高的,是口腔黏膜疾病中的常见病。可发生于任何年龄,但青壮年多见。其特点为反复发作,大小不等,圆形或椭圆形,周期复发是本病的规律。根据溃疡的数量、大小、深浅、并发其他部位的损害(皮肤、外生殖器、眼)等不同表现分为下列四型:

轻型通常为一个或几个圆形或椭圆形的小馈疡,周围轻度充血,有烧灼样疼痛,好发于唇内侧、舌尖、舌腹、烦黏膜等枯模角化较差的部位。病程有自限性,约1~7天愈合,愈合后不留疤痕。

口炎型溃疡数目较多,常可达十几个至几十个,散在分布,愈合后不留瘫痕,由于溃疡数量多,继发感染的机会增加,可伴局部淋巴结肿大、头痛发热、唾液增加等症状。

重型(又称腺周口疮)溃疡大而深,直径可达1~2cm,波及黏膜腺,甚至达肌层,故愈合后有瘫痕。效目多为一个,两个以上少见。愈合时间长(数周到数月)。由于坏死,造成组织缺损,严重者悬雍垂消失,临床上可见严重反复发作患者之软愕和咽部均为瘫痕。

白塞氏综合征主要临床表现有口腔黏膜溃疡,皮肤损害,生殖器和肛门渝疡及眼病。口腔黏膜馈疡以轻型及口炎型为多见。皮肤损害为结节红斑,毛囊炎,针刺丘疹或脓疮(即在注肘或针刺部位的皮肤,在2~43 h后出现红色粟粒状丘疹或脓疮),这种非特异性皮肤变态反应,在诊断上具有一定价值。版部损害主要为蛀膜睫状体炎及前房积脓,反复发作可致失明。生殖器及肛门损害均戈现为溃疡,数量与而积不等。本病有两种以上特殊表现,诊断即可确立。

治疗原则。①消除致病诱因,如便秘、精神紧张、消化功能紊乱等。②增强体质。③减轻局部症状,主要防止继发感染,减轻疼痛,促进愈合而缩短疗程。可用氯己定漱口液含漱,外用养阴生肌散,溃疡散或溃疡软膏等。④白塞氏综合征,若出现眼损害应及时到眼科就诊,以免延误治疗造成失明。

创伤性溃疡由于机械刺激或压迫所产生的口腔软组织损害。常见的有由于残根、残冠的锐利边缘、假牙压迫、错位牙或不良充填体等长期慢性创伤所引起的溃疡。由于溃疡发展过程缓慢，疼痛一般不明显。

治疗去除刺激因子，局部用消炎防腐药物。早期损害一般能愈合较快，陈旧性损害多数也能在7～10天内愈合。对于老年患者，在去除刺激因子后，如无愈合迹象者或不愈者，应做活组织检查，以防癌变。

雪口（又叫鹅口疮）雪口为口腔白色念珠菌感染，好发于婴儿、慢性消耗性疾病患者或长期应用广谱抗生素与免疫抑制剂引起菌群平衡失调者。念珠菌广泛存在于自然界，也可存在于正常人的口腔中。一般情况下并不致病，而作为条件致病菌存在于人体组织中，一旦机体抵抗力减弱，即可引起发病。雪口可发生于唇、舌、颊、软腭等部位，在充血水肿的黏膜表面出现凝乳状的白色小点，稍凸起，以后相互融合，呈乳酪状斑片，也称雪口。斑片剥离，留下鲜红色的创面，可有出血。婴儿可有拒食及啼哭不安。如不加处理可引致临喂、打丁化道及呼吸道等严重并发症。

治疗。①保持口腔碱性环境是防治白色念珠菌病的重要环节。用4%碳酸氢钠清洁口腔，成人可用含漱法，每1、2小时1次。②抗霉治疗。常用的为制霉菌素，50万单位/片，安全有效，对黏膜无刺激性，口腔科多用局部涂药。配制方法：每片溶5毫升水中涂于患处，每日涂3～4次，具有良好效果。注意要随用随配，因此种混悬液性质不稳定。

结核性溃疡，口腔黏膜结核杆菌感染的溃疡称结核性溃疡。多见于开放性肺结核患者，痰中的结核杆菌通过黏膜创伤而进入口腔黏膜组织。结核性溃疡的特点为边缘隆起，界限清楚，底部平坦，表面有少量渗出液覆盖，拭去后可见暗红色桑葚样肉芽肿，溃疡边缘呈鼠啮状具有向中央卷曲的形态特征，故称潜掘性边缘或有倒凹存在。故临床对于无复发史的浅表溃疡，又持续时间较长无愈合倾向者，应考虑患此病之可能。必要时应在控制继发感染后进行活检以确诊。

治疗分全身治疗及局部治疗全身治疗应用抗结核药物，最好与内科配合进行。局部治疗可用0.5克链霉素加2%利多卡因1毫升作病灶周围局部封闭，隔日一次，一般2、4周可使溃疡愈合。

扁平苔藓，本病是口腔黏膜常见的慢性疾病，它可以单独发生于口腔或皮肤，也可以口腔与皮肤同时罹患，女性发病率稍高。病因至今尚未明了不少学者认为，神经系统的障碍，对发病起主要作用，常在过分脑力劳动及精神创伤后发病，也有学者认为与内分泌紊乱和病毒感染有关。

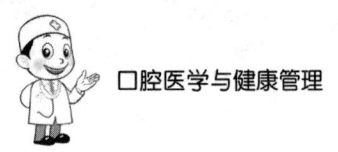

口腔黏膜损害的主要特征为白色条纹,可呈条索状、网状、树枝状、环状及斑块状。大部左右对称,患者黏膜柔软,弹性正常。有时会出现糜烂,由于食物或接触等刺激,有明显的疼痛,对进食及语言均有妨碍。

过去认为扁平苔藓不会恶变,目前报道认为有恶变的可能,但发生率低,约0.5%。在临床上应注意以下几个方面。①在糜烂复发频繁的部位。②有硬结浸润区。③损害边缘有增生现象。应警惕恶变的可能性。

治疗上首先查明有无全身系统疾病,针对原因予以治疗。无糜烂者要去除局部刺激因素,如刮除牙石,调磨锐利牙尖,消除顾虑,不需用药物治疗,只要保持口腔卫生即可。糜烂发生者除保持口腔卫生外,局部可上养阴生肌散、溃疡代散,严重者可口服激素或局部注射激素。常用的局部注射药物有醋酸泼尼松,每次注射量可根据糜烂面的大小选定约0.5、1.0毫升,加入半量的2%利多卡因,混匀后注入糜烂面的基底部,每周1~2次,可收到明显的效果。但应注意有的病程较长,过多的注射可引起组织萎缩,对严重的糜烂注射3~4次仍无明显改善者,应停止注般,取活检,以免延误病情。

白斑,白斑是口腔黏膜常见的白色病变。口腔黏膜白斑主要在唇、颊、舌等部位出现白色斑片状病变,较粗糙,界线清楚,稍突出于口腔黏膜表面,一般无自觉症状。

白斑的主要诱因是化学刺激与机械刺激。机械刺激主要由于锐利的牙齿边缘,残根、残冠、不良修复体的长期刺激有关,由于上述原因引起的黏膜发白,只要除去有关刺激因素,即可收到明显的效果。化学刺激多为烟、酒、辣等激惹,其中大部分白斑病人均有吸烟史,所以吸烟与白斑的发生关系密切。由于使用烟草的习惯和方式不同,所造成口腔黏膜白斑的部位也不相同。如嚼烟主要引起颊、舌黏膜的损害。吸香造成唇、颊黏膜的损害。在我国,吸烟以香烟、旱烟为主,上下唇及口角内侧黏膜为接触烟雾最为集中的部位,此处很容易进行检查。

口腔黏膜白斑是一种癌前病变,据国内、外统计约为5%癌变,故应警惕。

本病治疗,首先除去一切机械刺激因素,如调磨锐利牙尖,拔除残根、残冠,修理不合适的假牙。纠正吸烟等有害习惯也很重要,如果彻底戒烟,部分人的口腔黏膜上这些灰白色损害会逐渐变薄到消失。经过3个月到半年的观察如没有完全消失者,应及时到医院进行检查和治疗,以防癌变。吸烟已被公认是引起白斑的重要原因之一,所以戒烟是预防口腔黏膜自斑的最佳办法。特别对于发生在口腔三个危险区的白斑尤应注意,这三个区域:①口底和舌腹(包括狭窄的舌缘在内);②颊黏膜在口角的三角形区域;③软腭复合体(包括软腭—咽前柱—舌侧磨牙后垫)。这三个部位的损害,其演变为鳞癌的概率明显大于其他部位,一经发现可疑损害应提高警惕,及早进行活体组织检查以明确损害的性质。对于已证实为具有癌前改变的损害应及早切除,在保守治疗期间应密切随访。

十二、关于口腔黏膜病教学的探讨

口腔黏膜病学是一门涉及临床常见病、结合基础较多的学科,本学科要求学生能熟练掌握口腔黏膜临床常见病的基本知识和操作技能。在教学中,由于该课程实践性较强,学科涉及专业较多,许多疾病有一定的相关性,并需要结合相关的临床实践经历,从而使学生学习中时常感到力不从心和困惑。对此国内许多院校普遍采用传统的课堂讲授和医院临床见习两个部分相结合的教学方法。从效果上看,在教学内容和教学方法上并不尽如人意。

(一)教学现况

1.教学方式效率不高

由于口腔黏膜病学涉及一些基础学科和临床相关学科,因此相关学科在教学时间的配合上对学生理解和掌握学科知识非常重要,教学上需改变沿用传统教材形式,根据实际情况选用合适教材;在教材形式上,应当实现从文本型朝多媒体方向的多样化发展。并开发新的电子教材并形成系列,形成文字和多媒体教材相结合的多样化教材系列。

2.教学过程相对简单

常规教学常采用课堂授课的教学方式,理论授课较多,教学方式单一,学生对知识理解和专业兴趣不高,从而不能很好地做到理论联系实际。而医学理论知识本身比较枯燥、抽象,也易使学生对老师讲授的内容理解不足。常规讲授所采用写板书方式是以课堂老师为中心的被动式教育方式。学生缺乏主动学习,因此在授课可增加较多的图片,视频及多媒体网络资料,使学生能通过图文并茂的课件直观性的理解和消化老师所教授的医学知识。

(二)关于口腔黏膜病教学多样性的建议

1.教学内容与课时合理配置

在优化教学方式、保证理论授课时数的基础上,适当增加相关基础学科和交叉学科的最新知识,同时调整理论与实践教学课时比例。突出强化实习课的效果,提高学生的动手能力、实验技能,在实习课中加深其对理论知识的理解。调整相关专业授课时间,如口腔组织病理学、中医学、皮肤科学等专业课教学,使之能更好地配合口腔黏膜病的教学,将理论和实际病例联系,并优化课程内容,突出重点,压缩理论授课时数,

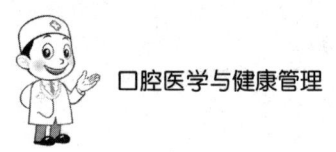

增加实习时数、强化实习效果。

2. 网络化、多样化教学

教育部在高等学校教学的规定中要求,院校应用多媒体教学所占比例应不少于30%。在教学中增强多媒体的教学效果,根据口腔黏膜病学科特点增加典型病例图片、病例对照图片及影像资料的内容,适当调整增加总教学时数。在口腔黏膜病学教学中,鼓励学生通过网络购买和搜集病例影像资料的方法完善病例图库,增加对该学科常见病的感性认识。学院可自建口腔黏膜病学网络教学系统,把图片、视频等资料与学院网络结合,并通过网络进行多样化和互动性的教学。

3. 丰富教学形式、活跃学生思维、增加学习主动性

教学方式的创新。例如,可以在教学内容上重点突出,部分知识点的学习上采用双语教学,尽可能地提供人体口腔模型增加学生的直观感受,图片对照现实病例进行临床讲解。并可采取学习小组的临床实习模式的完善,临床实习中,通常采取"一对多"的多种带教方式,提高临床见习率,增加临床学习效果。引导学生查阅资料,进行病例讨论,注重学生临床思维能力的培养。

4. 提高授课教师自身的专业知识水平

如今高等学校中口腔黏膜病学的师教队伍,其师资水平并不均衡,需要进行规范化的培训。同时也可采取教师之间相互探讨学习,临床和教学定期互动并相互听课交流,还可以通过实行多院校相互进行师资培训的政策,鼓励教师对自身知识进行更新,努力提高自身教学能力,从而形成良好的师资培训模式。

现今社会就业竞争激烈,口腔专业学生综合素质的高低,影响着其以后工作的发展与提高,口腔各专业包括口腔黏膜病合理的教学方法能更好地提高教学质量,为社会培养出更多合格的医学生提供合理的途径。

十三、微波在治疗口腔黏膜病的临床医用

口腔黏膜常见病,如口腔溃疡、白斑、扁平苔藓等,患病率较高,患者极感痛苦,临床治疗颇为棘手。口腔血管瘤、黏液囊肿等也是多发病,虽治疗方法很多,效果良好,但有时疗程长。手术会带来痛苦,甚至畸形,使口腔功能或面容受到不同程度的影响。近年来,微波能已被医学广为应用,且取得了满意的效果。现将我科自2001年3月至2003年12月,采用微波热凝治疗口腔常见病63例,共81人次的结果,报道如下。

(一)材料与方法

1. 设备

采用南京亿高公司生产的ECO-100型多功能微波手术治疗仪,频率2 450 MHz,输出功率30~100 W,可预制、微调,有针状、圆柱状探头,定时1~99s。

2. 临床资料

本组63例,男性33例,女性30例,年龄14~68岁。病种:黏液囊肿19例,血管瘤10例,口腔溃疡14例,扁平苔藓15例,白斑3例,唇炎2例。

3. 治疗方法

按照病损的不同部位,常规消毒,以1%利多卡因局部浸润麻醉或2%丁卡因表面麻醉,待麻醉显效后,根据不同病种,选用针状探头直接插入,如血管瘤、黏液囊肿等;选用圆柱状探头直接贴附于病损表面,如扁平苔藓、口腔溃疡、白斑等;有时2种探头交叉使用,进行加温热凝。单根探头的输出功率为20~80 W,持续时间3~8 s。直到整个病变缩小,黏膜变白,甚至呈焦痂状,如1次未愈,可于7 d后再次热凝,术后可口服抗生素预防感染,勤漱口,保持口腔卫生。

(二)治疗效果

标准:痊愈:病损全部消退,症状完全消失;显效:病损区缩小2/3以上,无明显症状;好转:病损区缩小不及2/3,症状减轻;无效:病损区未缩小,症状无减轻。

根据以上标准,本组63例,其中痊愈52例,显效9例,好转2例(全口糜烂型扁平苔藓),其中有8例分别治疗2~4次,无恶化病例。随访半年无复发。

(三)讨论

微波是一种高频电磁波,生物体在微波电场作用下,发生振动和转动,因而使组织内温度增高。通过微波辐射探头直接辐射组织,可使局部组织瞬间产生高温,使组织凝固、坏死、脱落。微波的热效应还可增强局部血液循环和淋巴循环,改善微循环,加强了受辐射组织的代谢,使细胞内CAMP增加,改善营养,从而加速了组织的再生及修复能力,并可提高组织的免疫反应能力。

临床上常有白斑、扁平苔藓经久未愈而发生癌变者,因而称为癌前病变。靠药物治疗难以取得良好效果,患者进食疼痛难忍,治疗颇为棘手。经微波热凝治疗后,糜烂面被热凝后形成的假膜覆盖,7~10 d后膜脱落,病损区新生上皮覆盖,白色斑纹消失,与正常黏膜无异,如症状严重者,常分区进行多次热凝,并辅以药物治疗。对于血管瘤及黏液囊肿的治疗采用针状探头刺入瘤腔内,调整适当的时间和功率进行热凝治疗，即可达到治愈效果，较大的血管瘤常需2~4次即可治愈。

总之，微波治疗口腔黏膜疾病及软组织肿瘤疗效肯定，安全经济，组织损伤小，创面出血少，术后无不良反应，操作简便，值得临床推广应用。

十四、探索口腔黏膜病教学的新方式

为了通过教学活动，充分发挥学生的主观能动性和个人潜能，增强学生主动获取知识与动手能力，我们对口腔黏膜病教学方法进行了重点改革。在七年制九五级、九六级口腔黏膜病教学中试采用多媒体教学，现将这一改革作一介绍。

（一）改变传统教材形式，创建新教材

在教材形式上，从教育现代化以及从当前教学改革的发展趋势来看，应当实现从单纯文字型朝多载体方向发展。因此，大力发展现代教育技术，开发新的系列电子教材，构成以文字教材为核心、多媒体教材相结合的多样化教材系列，成为当务之急，也是目前高等院校教学改革研究的热点。

为此，以七年制口腔内科学教学大纲为依据，国家卫生部规划教材《口腔内科学》第三版及第四军医大学编写的《口腔内科学》第二版为蓝本，与空军工程大学联合开发了口腔黏膜病多媒体教材，覆盖大纲的基本内容，共11章。除第11章为口腔黏膜病的药物治疗，其余每一章节全面叙述了各类黏膜病的病因、病理、临床表现、诊断、鉴别诊断和治疗，具有厚实的基础理论知识、重点突出、图文声并茂、实用性强等特点，可谓教科书的浓缩版，并弥补了教科书感性认识不足的缺点，起到了一本活的彩色图谱的作用。多媒体教材中的所有图像均来自于我科（牙周黏膜病科）多年收集的口腔黏膜病临床病例共2 000余张幻灯片，从中精选出700张典型幻灯片，经计算机扫描而成。病种多而全，包括不少临床罕见病如艾滋病、尖锐湿疣等的口腔表现。选的图片均配有患者的临床资料。除此之外，还配有病案诊断测试部分，包括自我检测和考核测试两种形式。同时还编入了300余例典型的临床病案（附有图片），计算机可随机出10道题，并显示出病案临床表现，要求学生在一定的时间内对其做出正确诊断，若超出规定时间计算机即自动关闭测试，这样可客观地评价学生对实际病案的诊断能力。同时，在自我测试时，计算机会对错误的诊断给予提示，但在考核时则不给以提示，直接给出成绩，激发了学生主动自学的积极性。

（二）教学内容安排及课时结构的调整

大课除放射性口炎、口干症、老年性口腔黏膜病及口腔黏膜病中医学是沿用过去的传统授课方式外，其余口腔黏膜病学的主要内容均采用多媒体自学的方式进行，并

将以往3学时的鉴别诊断大课(传统授课方式)改为多媒体自学小班课。同时新增加5学时的小班课。黏膜病采用多媒体教学形式后,大课的时间由原来的24学时减少到16学时,将减下来的8学时中4学时用于增加两次口腔黏膜病门诊见习的小课(2学时/次),1学时用于多媒体病案考核,还有3学时用于多媒体鉴别诊断。

(三)转变传统教学方式的情况

充分利用学校的多媒体局域网教室,让学生每人拥有一台计算机进行学习。学生通过自行操作,有针对性地选择有关的教学内容,转变了以往以教师为中心的教学方式,形成以学生为主体的自学为主的新型教学方式,较好地调动了学生的主观能动性。学生可根据自己的需要进行交互式学习,各自把自己的观点输入计算机,通过计算机的反馈,重新理顺新旧知识的关系,从而培养创造性思维和解决问题的能力,完成教学目标。

(四)注重临床诊治综合能力的培养

作为一名口腔医生最基本的要求之一是具备对各种常见病的综合诊治能力,作为一名学生对所学的知识最终要用于临床实践。因此,实践教学是对学生全面掌握和深入融会知识、锤炼科学思维和培养创新能力的重要途径。

口腔黏膜病是指发生在口腔黏膜与软组织上的类型各异、种类繁多的疾病的总称,有的口腔黏膜病与全身性因素的关系十分密切。根据历届学生普遍反映,临床理论教学阶段课程安排很紧,加之口腔黏膜病种繁多、临床表现易于混淆等,我们深切地感到仅靠大课的讲授和教材是不够的,必须有临床见习、录像、病案讨论、多媒体等形成立体式的教学支持,使学生对疾病从直观上获得反复视听刺激,从而达到对理论知识更深刻的记忆和理解。在有限的理论教学阶段,为使学生在一定的时间内学到更多的知识,并能运用所学的知识去解决临床的具体问题,我们改变了传统的教学方式,大课采取多媒体自学,增加口腔黏膜病临床见习时间,让学生进行多媒体的病案讨论及病案诊断,进行临床接诊患者自行诊治,最后进行多媒体病案考核。

(五)效果

第一次口腔黏膜病多媒体用于七年制学生10人的反馈意见。

学生认为多媒体教材便于自学和理解,便于短时间内对疾病形成具体而深刻的印象。大课利用多媒体自学的教学方式受到绝大多数学生的认可。增加两次口腔黏膜病门诊见习受到全体学生的欢迎,甚至提出还应增加临床见习时间。学生普遍反映临床见习可以接触到许多患者,同时又有教授对所见疾病的讲解,传授了许多宝贵的临床实际经验,比如,面对患者将如何接诊,如何全面细致地检查,如何抓住鉴别诊断的要点,如何治疗等。这些是传统讲授与多媒体教学所无法达到的,也是自学所无法获取的。我们认为此次的教改总体是成功的,口腔黏膜病多媒体辅助教材给学生主动学习提供了技术条件,充分调动了积极性和内动力,有利于培养学生自我获得知识的能力、解决问题的技能和创造力,符合信息时代对高等医学教育所提出的培养目标。

这方面的改革刚刚起步,由于目前的教学方式受诸多因素的制约,其主流仍然是传统的授课,让学生对口腔黏膜病所有大课均采用多媒体自学,开始还是有一些不适应,学生对所学的知识的重点把握不准。我们认为这种教学法还需加以改进,以获得最佳效果。

十五、口腔黏膜病癌变的临床分析

近年来,口腔癌发病呈上升的趋势,其中多数由起于黏膜的鳞状细胞癌组成。口腔黏膜癌变患者多伴有先期口腔黏膜疾病,由于口腔黏膜病多具有慢性迁延性的特点,同时口腔黏膜癌变又较为隐蔽,不易早期发现,给治疗带来了较大的困难。本文结合临床实际情况,对临床常见的口腔黏膜病癌变的可疑因素进行初步探讨,以助口腔内科医师在诊治此类患者时能早期做出正确诊断并及时采取相应的措施。

(一)材料和方法

1988—1998年在我科就诊的黏膜病人进行初步统计。临床诊断严格采用同一标准。

白斑(OLK)发生于口腔黏膜上的白色角化斑块,属于癌前病变,不包括吸烟等局部刺激因素去除后可以消退的单纯性过角化。

红斑(赤斑)一种特殊的角化异常性疾病,属于癌前病变,表现为口腔黏膜上火红样或绒状的局限性斑块,临床及组织学上不能诊断为炎症或任何其他疾病。

扁平苔藓(OLP)一种伴有原因不明的慢性浅在性炎症的角化性病变,在口腔黏膜上似珠光白色的条纹为特征,可伴有糜烂。

创伤性溃疡由于局部创伤因素造成的口腔黏膜的溃疡性损害。

口腔黏膜的癌变的确诊必须经病理学检查证实。

(二)讨论

从临床资料看,除创伤性溃疡外,均为癌前病变或癌前状态,它们均较正常黏膜具有增高的癌变危险性。对于这些病人,一定要详细记录病史及检查结果,积极治疗,定期复查,严密观察病变的发展情况,并可结合以下因素考虑。

(1)年龄

从临床资料看,除创伤性溃疡源于局部刺激外,均多数好发于40岁以上人群,且癌变危险性40岁以上人群也较高,应引起重视。

但对嗜烟的男性白斑患者及无明显刺激性女性患者应高度警惕,对扁平苔藓的女性患者也应注意,癌变有年轻化的倾向临床上应避免以年龄作分界线的做法。

(2)性别

据病种不同,好发性别也不一致。资料显示,患者男女比例少,癌变比例2:2,提示OLK患者男性明显多于女性,但女性恶变危险性却较男性为高;OLP患者男女比例为99:317,而癌变比例为1:4,提示OLP患者女性明显多于男性,其恶变危险性也较男性为高。红斑患者临床少见,本文两例为男性,其中一例初诊时即怀疑恶变且活检证实,提示男性红斑恶变可能性较大。创伤性溃疡男女患者之比为43:6,且恶变均为男性,可能与男性患者局部刺激(烟、义齿、锐牙尖)较多有关。

(3)部位

从口腔黏膜病损害特点看,发生在口底舌腹的U型区、颊黏膜内侧口角区的三角形区域及软腭复合体的疾病癌变危险性较高。IJC多在口底舌腹舌缘周围。而以颊部舌腹多见,红斑病例太少,不具代表性。

(4)病程

口腔黏膜病一般系典型的慢性过程。据报道,癌变的潜伏期可在10年以上,而(癌变的潜伏期可在5年以上。但就我们临床观察发现,癌变均不应以时间为依据,特别是对发生在口腔危险区域内的病变患者应定期随访、仔细观察,必要时可多次活检。我们发现从诊断为ory至癌变的一病例仅一年多时间。创伤性溃疡主张在去除致病因素一月以上未愈者应活检。

(5)局部表现

对溃烂伴硬结、颗粒状/疣状患者癌变危险性较大,而易癌变的特征为长期糜烂或可以愈合但在同一部位反复发生;红斑易癌变的特征则表现为黏膜上火红样或绒状的局限性斑块伴硬结;创伤性溃疡则以不规则的较硬边缘目突出为癌变特征。

(6)其他因素

感染及局部刺激因素可能诱发口腔黏膜病恶变。(X及CHJ:合并白念感染可诱发其恶变,而近来发现的HPV人乳头状ide病毒)感染也可能是一个致癌因素。长期的局部刺激因素,如吸烟、不良义齿、残根残冠、流电现象等均为腔黏膜癌变的因素。

总之,从目前临床情况看,口腔黏膜癌变危险呈上升趋势,故对此类患者做出早期

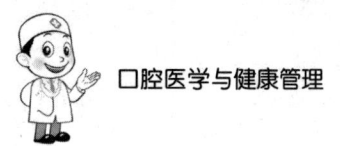

及时的诊断十分重要。由于受活检深度及取材部位的限制,活检有假阴性的可能,必要时应反复多次取检。临床上应仔细结合以上诸多因素对口腔黏膜病损进行综合判断,有助于口腔膜病变的早期确诊,为患者及时得到早期治疗提供保证。

十六、口腔黏膜病跨科联合教学初探

医学在不断发展和进步,知识在不断扩展和增加,随着人们对疾病的认识不断完善和深入,无论从临床、科研和教学诸方面已形成一种共识和趋势:一方面是学科分工越来越细,这有利于对疾病性质、细节、特异性等认识层次的提高;另一方面是跨学科的联系越来越多,这既是医学研究的必要,也是临床实践的需要。医学教育的成功与否就应看是否教导学生树立起整体全面的观点来认识和鉴别疾病,培养和提高其整体素质。

(一)口腔黏膜病的特点

人体是一个复杂而又有机联系的整体,许多重要的组织器官之间从胚胎发育、组织学、生理学、病理学及功能特点等多方面存在广泛的共性,口腔黏膜组织即是人体有机组成部分之一。口腔黏膜病是指发生在口腔黏膜软组织上的各种疾病,它们的病因和发病机理涉及基础的病理学、微生物学、免疫学、遗传学和临床的内科学、皮肤病学、眼科学等,与其他组织器官之间存在着密切的联系,也使得疾病的临床表现形式多种多样,如假膜、鳞屑、水疱等。在某一种疾病的发生发展过程中可能先后出现一种以上的病损,同时某些疾病可出现相类似的病损;它们可以是单独发生于口腔黏膜组织上,也可与皮肤同时或先后发病,如扁平苔藓、变态反应性疾病等;还可出现同时累及机体多个部位的综合征,如白塞病、斯琼综合征、干燥综合征、艾滋病等;一些全身性疾病,如血液病、维生素缺乏、重金属中毒等也会在口腔黏膜上呈现一定的表征。因此,及时了解相应学科的发展,既对口腔黏膜病的病因和发病机制有进一步的深入认识,促进本学科的研究和发展,而且对不同疾病的诊断、鉴别和治疗均有现实意义。

(二)口腔黏膜病与皮肤病的相互关系

口腔黏膜和皮肤均由外胚层发生而来,都是人体的最外层屏障,从组织结构和生理功能上有很多相似之处,这是二者的共性所在。但口腔黏膜与皮肤也有一些区别,口腔黏膜就缺乏毛发及其附件,况且由于它们所处环境不同,如口腔黏膜是处于湿润的唾液环境中,虽有些疾病可在口腔内和皮肤上同时或分别出现病损,但口腔病损与皮肤病损的表现形式往往有很大区别;如扁平苔藓可在二处均出现病损,但在皮肤呈现的是苔癣样改变,为有光泽的蜡样紫褐色丘疹,而口腔黏膜上则表现为由许多丘疹所组成的多种形状的白色线纹。更值得注意的是某些预后较差的皮肤病,可以在皮肤症状出现之前,先在口腔黏膜上表现出病损,如天疱疮。因此,熟悉它们各自的特征,掌握它们的异同点,无疑对诊断是很有帮助的,而且可以及早发现、预防和正确治疗。

(三)改革教学方式,培养整体意识

现代教育特点是以素质培养为主,充分发掘每个学生的自我学习、独立思考、分析和解决问题的潜能,扩大知识面,增强全局和整体观念。针对专业教育,我们认为思维方法和运用知识能力的培训较之单纯传授知识本身更为重要,即"授之以鱼,不如授之以渔",这将使学生终身受益;教学方法和内容应能激发起学生浓厚的求知欲和兴趣。为此,我们在理论教学阶段就与我校西京医院皮肤科合作进行了联合教学改革的尝试,共同选择合适的教学内容和病种(如扁平苔藓、天疱疮、类天疱疮、白塞病、变态反应等),根据它们在临床上发病有先后、表现有异同的特点,共同商讨教学方法。以学生能充分领悟、加深理解和印象为目的,配合大量的实际临床病变幻灯展示,从各自的基本表现、特征出发分别突出重点进行讲授,使原本由一个科室承担的教学内容改由两个相关科室共同讲解,改善了过去"割裂、重复、涉及不深不透"的现象,使学生对病因、发病机制、临床共性和个性的表现均加深印象,增加了实用的学习内容,了解到更多的研究现状和学术观点,增强了口腔学生对局部从属于全身、全身会影响局部这种相互关系的认识,头脑中有了更全面的认识,基础更为扎实,培养和树立起全盘考虑的思维方式和从整体出发的素质观念。同时这种做法还使双方科室和教师本人受益,既减少了不必要的重复内容和教学中的盲目性,也促进了教师间的相互学习和提高,从而有效地加强了教学力度,提高了教学质量。在临床实习阶段,则注重锻炼学生理论联系实际、活学活用的能力;因为临床实际病例并非全似理论讲授那么典型,要通过详细的询问病史、认真的专科检查、必要的辅助手段来诊断和鉴别;对口腔学生尤其要特别纠正只重视口腔局部的表现而忽视全身内在联系的缺陷,应由表及里考虑到胃肠道内脏系统、心血管系统、内分泌系统、神经系统甚至心理因素等引发的功能性和器质性异常的可能,注意到这些不但可提供诊断线索和诊断依据,而且也提示出正确的治疗方法。使学生通过多接触病人、多熟悉病种、多积累经验等实践观察来验证理论,真正理解和掌握理论,将实践知识反馈回到理论的高度来总结,提高自身的综合素质和医疗水平。

当然,我们的这种联合教学形式还处在起步阶段,旨在探索新的教学模式,深化教学改革,期望能起到抛砖引玉的作用。今后仍需不断总结经验,不断完善,使之能坚持下去,发挥出最大的长期效应。

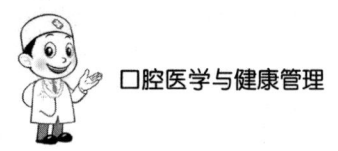

第二节 口腔黏膜感染性疾病

一、口腔单纯疱疹临床诊断治疗分析

口腔单纯疱疹是口腔临床最常见的疾病之一,由单纯疱疹病毒引起的急性口腔黏膜及口周皮肤以疱疹为主的感染性疾病,祖国医学称之为"热疮",是非常常见的一种病毒感染。根据医学数据可知,世界上有 1/3 以上的人群曾患复发性疱疹性口炎,而有 30%～90% 的调查对象的血液中有抗单纯疱疹病毒抗体存在,说明曾经发生或者正在发生单纯疱疹病毒感染。主要临床表现为口腔周围、喉咙、颜面皮肤都出现了疱疹,有些患者是眼部疱疹性角膜炎,严重了可能感染到生殖器等隐私部位。临床发病以 6 岁以下的儿童较多见,由于婴儿出生以后,就有对抗单纯疱疹病毒的抗体,这是一种来自母体的被动免疫,4～6 个月以后将会自行消失,2 岁之前将不会再出现明显的抗体,该病在成人群体也不少见。该病严重地影响了人们的生活和学习,为了研究口腔单纯疱疹临床诊断和治疗措施,本院选取了 60 例作为研究对象,具体资料如下。

(一) 资料与方法

1. 一般资料

选取本院 2013 年 1 月—10 月收治的 60 例口腔单纯疱疹患者作为研究对象,根据患者的资料、临床症状和治疗情况进行分析,将其 60 例患者随机分成治疗组和对照组,各 30 例。其中,治疗组的 30 例患者中,男 19 例,女 11 例,年龄 6 个月～18 岁;对照组患者中,男 16 例,女 14 例,年龄 8 个月～20 岁。患者口腔都有疱疹出现,溃疡面积大小不等,且有发热、食欲不振、头疼、咽喉痛等临床症状。两组患者的年龄、性别相比较,差异无统计学意义($P>0.05$),具有可比性。

2. 治疗方法

对照组采用的是过氧化氢方法治疗,使用浓度为 3% 的过氧化氢敷在口内黏膜上,5 次/d;治疗组采用的是综合方法治疗,6 岁以下的儿童是在过氧化氢方法治疗的基础上进行 α 干扰素雾化吸入治疗,1 次/d,10 min/次即可。该组的患者均外敷十六角蒙脱石,将其涂在口腔黏膜上,4 次/d,直至口腔疱疹消失再停止。

3. 疗效标准

疗效标准分为痊愈、效果显著、好转和无效四个等级:痊愈:患者治疗 3 d 后临床症状全部消失,且没有反复的情况出现,患者的口腔内无疱疹、溃疡和疼痛现象出现;效果显著:治疗 5 d 之后患者体温不再反复上升,没有疼痛现象出现,口腔内无充血或者溃疡现象;好转:患者治疗 7 d 之后,患者恢复正常,临床症状全部消失;无效:患者在治疗之后无好转迹象,反倒有加重的趋势。总有效率 =(痊愈 + 效果显著 + 好转)/总例数 ×100%。

4. 统计学方法

用 SPSS13.0 软件对数据进行处理。计量资料以均数 ± 标准差($x - \pm s$)形式表示,实施 t 检验;计数资料以率(%)形式表示,实施 χ^2 检验。$P < 0.05$ 表示差异有统计学意义。

(二)结果

治疗组 30 例患者中,采用综合方法治疗,对照组 30 例患者采用最基本的过氧化氢治疗,治疗组的患者 7 d 全部治愈,治疗总有效率 100%;对照组的患者经过 30 d 左右的治疗,有 20 例患者病情痊愈,治疗总有效率为 67%,剩余的 10 例没有任何好转,改用综合方法治疗。两组总有效率比较,差异有统计学意义($P < 0.05$)。

(三)小结

综上所述,治疗口腔单纯疱疹采用综合治疗法,治疗效果比较显著,首先用过氧化氢对口腔进行消毒,对 6 岁以下的儿童采用 α 干扰素治疗,临床发现可以有效地控制疱疹病毒的形成,并能提高患儿对病毒的抵抗力,同时外敷十六角蒙脱石,可以抑制病毒繁殖,并能促进皮肤恢复速度,临床治疗效果比较满意,治愈率较高,值得临床大力推广和广泛应用。

二、带状疱疹的治疗

带状疱疹为水痘——带状疱疹病毒(VZV)引起的一种感染性皮肤病。在阿昔洛韦问世以前,主要采用广谱抗病毒药物如利巴韦林、阿糖胞苷等进行治疗,1982 年高度选择性抗疱疹病毒药阿昔洛韦用于临床后,揭开了带状疱疹治疗的新篇章。本病有自限性,治疗原则为抗病毒、止痛、消炎、缩短病程及防止继发感染。

(一)一般治疗

注意休息,保护皮损,避免摩擦及外界刺激;积极寻找诱发因素,给予相应处理及治疗;避免接触抵抗力较低的儿童及孕妇。

（二）全身治疗

1. 止痛

可根据疼痛程度给予镇痛剂如阿司匹林、安乃近、布桂嗪等。各种安定药、ViTe等口服及外用25%辣椒素霜对后遗神经痛有较好的疗效。

2. 抗病毒剂

（1）阿糖腺苷（Vidarabine）

本品为嘌呤核苷衍生物，抑制病毒基因组核酸的复制，具有广谱抗病毒的作用。在20世纪70年代是治疗疱疹病毒感染的首选药。对部分阿昔洛韦耐药的病毒仍有效。每日10~15mg/kg，静脉滴注10天，早期应用可减少急性疼痛和后遗神经痛，加速皮损愈合，缩短总出疹时间和促进结痂。其主要优点是使该类患者内脏并发症发生率从19%降至5%，发病12小时内使用，可预防皮损加重，使疾病恢复。

（2）阿昔洛韦（Aciclovir,Zovirax,ACV）

又名无环鸟苷，为第一代核苷类抗病毒药，本身无抗病毒活性，但在细胞内能转变为具有抗病毒活性的三磷酸无环鸟苷。能选择性抑制和灭活病毒DNA多聚酶，阻断病毒DNA合成，有较强的抗VZV的作用，对宿主的细胞毒性甚低。口服生物利用度只有10%~20%。ACV分子量小，在组织中分布广，且较容易通过血脑屏障。早期用药，可减少新损害形成，减轻急性疼痛，制止病毒播散和减少内脏并发症，但对后遗神经痛无效。剂量及用法：口服：成人每次200mg，每日5次。静脉滴注：每日5~10mg/kg，分1~2次使用，持续用药5天~10天。不良反应：本品不良反应轻且少见，主要有过敏反应，如皮肤瘙痒、荨麻疹，也可有轻度胃肠不适。肾功能不全、老年人、孕妇及16岁以下儿童慎用。

（3）伐昔洛韦（Valaciclovirhydrochloride）

又名万乃洛韦，为第二代核苷类抗病毒药，是一种无环多苷脂，ACE的前体。口服后很快被吸收，几乎全部被肝及肠道酶转化为无环鸟苷，生物利用度高。生物活性比无环鸟苷强15%~45%，生物利用度为67%。本药对阿昔洛韦耐药株也敏感。口服吸收后分布广泛，可分部到胃肠、肾、肝、淋巴结及皮肤等组织中，但脑组织中浓度最低。剂量及用法：口服片剂：每日600mg，分2次饭前口服。不良反应：轻度头痛、头晕、胃部不适、腹痛和腹泻等。

（4）法昔洛韦（Famciclovirfamvir）

又名泛昔洛韦，是一种核苷类似物，体内迅速转化为有抗病毒活性的化合物喷昔洛韦（Penciclovir），后者磷酸化为三磷酸喷昔洛韦，与三磷酸鸟苷竞争，抑制HSV2多聚酶的活性,从而选择性抑制疱疹病毒 DNA 的合成和复制。口服法昔洛韦 77% 有生物活性,适用于 VZV 相关的皮肤黏膜病变和脑炎,特别推荐治疗急性带状疱疹,如在开始发疹的 48 小时以内使用将更为有效。用法及用量,口服:成人 500mg,1 日 3 次。不良反应:此药耐受性较好,常见有恶心、呕吐、腹泻和头痛。

(5)缬昔洛韦

为 ACV 的 L 缬氨酯盐酸盐,口服生物利用度比 ACV 强,已经 FDA 批准治疗带状疱疹。剂量及用法:100mg,每日 3 次,共 7 天,或 500mg,每日 2 次,共 5 天。不良反应与 ACV 相同。

(6)膦甲酸钠(Foscarnetsodium,PFA)

为非核苷类广谱抗病毒剂,直接抑制病毒特异的 DNA 多聚酶和反转录酶。口服吸收差,能进入脑脊液,不能与其他肾毒性药物如氨基甙类抗生素、两性霉素 B 等合用。膦甲酸是治疗 AIDS 患者中 VZV 病毒性脑炎的理想药物。剂量及用法:40mg/kg,2~3 次/日,静滴,输液时间应大于 1 小时,连用 2 周~3 周或直至痊愈。不良反应:肾毒性、电解质失衡、贫血等。

(7)干扰素

广谱抗病毒剂,兼有免疫调节的作用,是细胞对病毒感染或一些非病毒诱导剂反应合成的糖蛋白,主要依赖与细胞表面的神经节苷脂相结合而发挥作用。高剂量早期应用可作为高危患者活动性感染的辅助治疗。一般剂量 α 干扰素 $(1~3) \times 10^6$ U/次,1 次/日肌肉注射,5~7 天为一疗程。不良反应:发热、寒战、头痛、肌痛等感冒症状,亦可有体重下降、白细胞下降、肝酶上升。干扰素皮肤反应:斑秃、瘙痒、皮疹、注射部位溃疡等。

3. 免疫制剂

日本 Takahashi 等于 20 世纪 70 年代研制了水痘减毒活疫苗,该疫苗接种人体后经 20 多年的观察,显示了安全与有效性。接种疫苗后发生带状疱疹的情况比自然水痘感染后的发生率要低,且病情较轻,因此认为疫苗接种的长期作用将能显著减少带状疱疹的发病率。有人认为用麻疹减毒活疫苗 2 ml/次,肌肉注射有效。其他有胎盘组织液、丙种球蛋白肌肉注射,静脉输入新鲜血浆以及皮下注射转移因子提高细胞免疫功能。

4. 糖皮质类固醇激素

合理的应用糖皮质激素可抑制炎症过程,减轻后根神经节的炎症后纤维化,急性期用药可减少后遗神经痛的发生率。对于严重患者如出血型、坏疽型、泛发型,应尽可能在起病7天以内应用。应与抗病毒药物联合应用,否则有可能使疾病播散。剂量及用法:口服泼尼松30~50mg,疗程5天~10天。

5. 其他

西咪替丁0.2g/次,3次/日口服,能缓解疼痛,缩短病程,加速疱疹愈合。Brivudin口服疗法可代替ACV静滴疗法,适用于免疫受损患者带状疱疹的门诊治疗。用法为125mg,每6小时1次,共5天。核苷类似物882C治疗VZV感染效力超过ACV7倍,其抗病毒机制是使病毒胸腺激酶磷酸化。有文献报道静脉注射丙种球蛋白0.3~0.4g/(kg/d)共2~3天,治疗重症带状疱疹有效。

(三)局部治疗

局部治疗以消炎、干燥、收敛、防止继发感染为原则。

1. 外用药物

2%~5%阿昔洛韦霜剂,一旦发病立即涂药,每日3~5次,能减少病毒的扩散和缩短损害的病期,但不能阻止新损害的形成,也不能减轻全身症状。目前同类产品1%喷昔洛韦软膏疗效更好。亦可应用2%甲紫溶液或复方地榆氧化锌油外涂。若有继发感染,可用新霉素软膏外擦。有坏疽性溃疡时可用0.1%新霉素溶液或0.1%雷夫奴尔溶液湿敷。对眼带状疱疹可用3%阿昔洛韦眼膏、0.1%~0.5%碘苷溶液滴眼。有人用0.1%磷乙酸(Phosphonoaceticacid)霜外用,有减轻疼痛、缩短病程的效果。

2. 神经节阻滞

根据病情选择硬膜外阻滞、臂丛阻滞及肋间神经阻滞,可有效减轻患者的疼痛。

3. 物理疗法

He-Ne激光能促进人体细胞免疫功能,促进神经的传导和修复。He-Ne激光照射脊髓后根、神经节段或相应的感觉神经区可消炎止痛、缩短病程。另外还有CO_2激光束照射皮损区、紫外线负离子喷雾、音频电疗法、磁穴位疗法、光氧疗法等均有报道有效。

4. 针刺疗法

此疗法有明显的消炎止痛作用,对后遗神经痛有效。按损害发生部位取穴或针刺阿是穴。亦可用耳针,在相应部位找刺痛点,间歇留针20分钟。

5. 手术

神经外科手术方法通常是最后一种选择。一项小型研究表明,对部分患者给予丘脑电刺激和施行阻断脊髓丘脑束的脊髓前外侧束切断术可消除带状疱疹后遗神经痛。

6. 中医

中药热盛者清火利湿,用龙胆泻肝汤加减,湿盛者健脾除湿,用除湿胃苓汤加减;若皮疹消退后局部疼痛不止者,则宜疏肝理气,活血止痛,方以柴胡疏肝饮或金铃子散加减。还可用验方大青叶或板蓝根15g,煎水代茶。在高热病人,尤其三叉神经受累有角膜疱疹时,可用羚羊角粉0.1~0.15g冲服。

三、手足口病的护理与指导

手足口病是由肠道病毒引起的急性传染病,多发生于学龄前儿童,尤以3岁以下年龄组发病率最高。

主要症状表现为手、足、口腔等部位的斑丘疹、疱疹,少数重症病例可出现脑膜炎、脑炎、脑脊髓炎肺水肿、循环障碍等,病人和隐性感染者均为传染源,主要通过消化道、呼吸道和密切接触等途径传播。

2011年我们收治726例,经临床护理,效果满意,现将护理体会报告如下。

(一)资料与方法

临床资料本组726例,男406例,女320例,年龄1~8岁,均有发热、口腔黏膜疱疹、手足臀部皮疹。

治疗方法注意隔离,避免交叉感染,清淡饮食,做好口腔及皮肤护理,神经系统受累阶段控制颅内高压、静滴人免疫球蛋白、降温、镇静、止惊。

(二)临床护理

心理护理。良好的护患关系是护士与家长沟通的基础,在医院中医护人员的表现直接影响患儿与其家长的心情,甚至影响对医院的信任,在护理工作中对待患儿极其家长态度和蔼有礼,易取得患儿家长的理解与配合,做好健康宣教,指导家长观察病情,使护理工作能够顺利地完成。

基础护理。病房保持整洁安静,空气新鲜,阳光充足,每天定时开窗通风,应避免空气对流,室温在18~20℃相对湿度55%~60%。

消毒隔离。行消化道隔离、呼吸道隔离及接触隔离。隔离期一般为两周,或至病情痊愈。感染相同病原体可住同一室;接触病人时戴口罩,穿隔离衣,戴手套;接触病人或污染物及护理下一个病人之前要洗手;病人的分泌物、排泄物可用生石灰以1:1的比例或漂白粉以1:5的比例搅拌均匀消毒2小时后弃去,便器、衣物、餐具、用物及玩具等及时彻底消毒,床单应用臭氧消毒机彻底消毒。

发热护理体温在37.5~38℃的患儿,无须特殊护理,可多喂水,对体温超过38

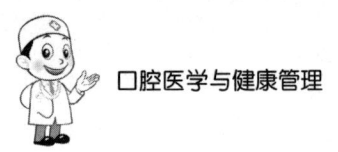

给予物理降温或药物降温,防止小儿高热惊厥。

口腔护理患有口腔炎及咽峡炎及高热的患儿,注意保存口腔清洁,饭前、饭后用生理盐水漱口,不会漱口的患儿行口腔护理,并可用锡类散直接涂于口腔糜烂部位促使糜烂早日愈合,预防细菌继发感染。

休息与饮食应限制患儿活动,发热的病人卧床休息1周。适当补充水及营养,给予易消化、高营养、无刺激、清淡、温性的流质或半流质饮食,或母乳喂养,多喝温开水,禁食冰冷、辛辣等刺激性食物。

皮疹的护理患儿衣服、被褥要清洁,衣着要柔软、舒适,经常更换;患儿指甲要剪短,防止抓破皮疹,臀部皮疹的患儿,随时清理患儿的大小便,保存臀部清洁干燥。皮疹局部可给予0.5%的碘附涂抹,预防感染。

病情观察注意观察病人的皮疹的分布、消退、精神状态及生命体征的变化。发热的病人每四小时测体温一次,体温超过38℃根据医嘱行物理降温或药物降温,38℃以下一般不予处理;密切观察有无精神差、嗜睡、易惊;头痛、呕吐;肢体肌阵挛、眼震、共济失调、眼球运动障碍;肌无力、惊厥甚至昏迷等神经系统症状,以及是否出现呼吸浅促、呼吸困难或节律改变,口唇发绀,口吐白色、粉红色或血性泡沫痰,痰鸣音,面色苍灰、皮肤发花、四肢发凉,出冷汗;指(趾)发绀;心率增快或减慢,脉搏浅速或减弱甚至消失;血压升高或下降,出现以上状提示病情较重,及时报告医生,加强观察,专人护理,做好抢救准备,及时用药,详细做好护理记录。

(三)出院指导

一般自然感染可获终生免疫,如出现皮疹、发热、嗜睡、心慌、恶心呕吐及周身不适应及时就诊。

讲究卫生,传染病流行季节婴幼儿不要到公共场所去,多户外活动。注意加强锻炼,加强营养,合理饮食,增强机体抵抗力。

计划免疫。

留有后遗症患者,指导功能锻炼。

四、口腔念珠菌病的诊断

口腔念珠菌病是由真菌—念珠菌属感染所致的口腔黏膜疾病,其中白色念珠菌是最主要的病原菌。鹅口疮(雪口病)是最常见的口腔念珠菌病。近年来,由于抗生素和免疫抑制剂的广泛应用,使口腔黏膜念珠菌病的发病率增高,长期慢性口腔念珠菌感染尚能引起恶变的可能,应引起重视。

25%～50%健康人的口腔、阴道、消化道可带有念珠菌,但不发病,与机体处于共生状态,属非致病性念珠菌,在某种条件下,可转变为致病性的。其致病性取决于以下几点。①病原菌的毒性和类型。白念菌为一卵圆形G+芽生酵母样菌,在一定条件下能产生假菌丝,酵母型念珠菌无致病性,当它发育成菌丝型时才有致病性。②机体的防御功能。人类血清中有一种血清因子,能抑制白色念珠菌的生长,新生儿(1～3个月)体内就存在,但较母体低,6～12个月达成人水平。故半岁前特别是未满月儿最易患口腔黏膜念珠菌病。此外,人体内中性粒细胞、单核细胞和嗜酸性粒细胞也有消化及杀灭白色念珠菌的功能。药物及其他因素对机体防御力的影响,如皮质类固醇类激素(SH)的滥用,免疫抑制剂和抗代谢药物的应用,造成了真菌繁殖扩散的条件。广谱抗生素的应用,破坏了口腔细菌与真菌的平衡状态,抑制了有抗真菌作用的某些G性菌,故利于真菌生长。血清铁代谢障碍也被认为是念珠菌病的病因之一。③局限因素的影响。如义齿、正牙器、过度吸烟均为白念菌感染的因素。接触传播也是致病的重要因素,如初生儿感染。

(一)诊断

直接镜检:取病损或义齿组织涂片,加10% KOH,镜下查见菌丝和孢子。

唾液培养:取非刺激性混合唾液1～2 ml,接种于Sabourand培养基中分离培养,可得到念珠菌生长阳性结果。

检测血清。血清中抗念珠菌荧光抗体滴度>1∶16、唾液>1∶1,可作为辅助诊断依据。

血清铁可低于正常。

病理检查。白色念珠菌性白斑活检用PAS染色,找到菌丝,观察有无上皮异常增生。

(二)治疗

去除或缓解致病原因,如停用抗生素,以局部治疗为主;严重及慢性感染辅以全身治疗。

1. 局部治疗

①12%～4%小苏打液漱口:为治疗婴幼儿鹅口疮专用药,哺乳前后应清洗口腔,改善口腔酸性环境,阻止白色念珠菌生长繁殖,用药后2天～3天内可消失,但仍要继续用药,以防复发。也可用本药清洗母亲乳头,防止交叉或重复感染。②甲紫水溶液:口腔黏膜用1∶2 000(0.05%),每日涂3次,缺点是易染色,不易观察病损变化,且疗

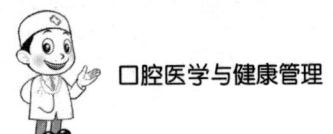

效较差,现一般不用。③氯己定:有抗细菌及真菌的双重作用,可选用0.2%溶液或1%凝胶局涂、冲洗或含漱,也可与制霉菌素配伍制成软膏或霜剂,其加入适量曲安奈德治疗口角炎、托牙性口炎等。氯己定可与碳酸氢钠液交替漱洗,消除白色念珠菌的协同致病菌G-性菌。

2. 抗真菌的药物治疗

烯类抗生素制霉菌素:口服不易吸收,具有广谱抗真菌作用,可杀灭、抑制真菌,能与真菌细胞表面结合,抑制其呼吸及利用葡萄糖。近期资料报道,制霉菌素的化学结构中,其连接大内酯环的直链部分具有亲脂性,与细胞膜上的麦角固醇相结合,这种结合改变了细胞膜的通透性,可导致细胞内小分子成分如K^+丢失,对敏感真菌产生抑菌和杀菌作用,以对念珠菌属抗菌活性最高,且不易产生耐药性。本品不易吸收,注射剂毒性大,多作为外用药,可制成甘油混悬液(10万 U/ml)或软膏(10万~20万 U/g),每日多次涂口腔,疗效显著。

两性霉素B:能与真菌细胞膜中麦角固醇结合,使其渗透性改变,引起细胞内钾离子、氨基酸及葡萄糖等外渗,破坏正常代谢,抑制真菌生长。主要用于唑类耐药的念珠菌病。本药一般加入5%葡萄糖液中静滴。由于本药可刺激静脉引起静脉炎,且影响K^+代谢,排K^+增多,导致体内电解质紊乱,现在基本不用。

(三)唑类

咪康唑为高效广谱抗真菌药,对白色念珠菌感染有效,具有抑制及杀灭真菌作用。此外,本药尚有抗G-球菌及杆菌的作用,散剂可用于口腔黏膜,霜剂适用于舌炎及口角炎。疗程7~10天。

2 克霉唑为广谱抗真菌药,能影响真菌细胞麦角固醇合成,影响细胞膜的通透性,导致真菌死亡。成人可含化0.25~0.5g/次,每日2~3次,疗程1~3周。本品毒性较大,长期应用可影响肝功能,多使用局疗制剂。

酮康唑是一种广谱抗真菌药,对念珠菌有抑制作用,口服每日200~400mg,副作用有恶心、眩晕。本品由于对肝脏有毒性,故其全身用药受限。

伊曲唑酮也是高效广谱抗真菌药,有高度亲脂性、亲角质性的特点,能高度选择性,作用于真菌细胞色素P450依赖酶(羊毛甾醇14-去甲基酶),使甲基甾醇聚积,真菌细胞内麦角固醇不能合成,真菌细胞膜损伤,致真菌死亡。用于治疗口腔、阴道念珠菌病及浅部真菌感染。用法为200mg/d,连服7天;或100mg/d,连服15天。其副作用轻微,有恶心、胃肠道不适和转氨酶升高。

氟康唑是新型三唑类抗真菌药,能强力而特异性地抑制真菌甾醇合成,有广谱抗真菌作用,抗菌谱与酮康唑近似,对念珠菌的作用较酮康唑强 10～20 倍,口服吸收良好,生物利用度近 100%,服药 1 小时血药浓度达峰值,血药浓度与剂量呈正比。每日给药 1 次,连续 4～5 天,血药浓度可达稳态血浓度的 90%,与血浆蛋白结合率低(11%～12%),分布于全身组织及唾液,与血浆浓度近似,体内代谢少,血浆半衰期为 25 小时。本药对白色念珠菌具有极强的抗菌活性,是目前治疗和预防白色念珠菌病的首选药物。用法:片剂 50mg/d,持续 7～14 天。免疫功能严重受损者可延长疗程。对与牙托有关的萎缩性口腔念珠菌病,常用剂量 50mg/次,每日 1 次,连服 14 天,同时在牙托部位给予局部抗感染治疗。也可采用顿服法 150mg/d,每 3～5 天一次,连续 3 次。对于急性假膜型、病情较重、局部疼痛明显、影响进食、颌下淋巴结肿大或伴有发热患者,可采用注射剂 200mg/d 静滴,连用 3～5 天,疗效确切。常见不良反应为胃肠道反应,但症状极轻微,有时出现轻度皮疹。

(四)中药治疗

对黏膜明显充血、舌质红、口臭、尿黄便秘等心火上炎或胃热夹湿者服用口炎冲剂效果较好。组成:生石膏、知母、生地黄、木通、淡竹叶、玄参、麦门冬、青蒿、板蓝根、儿茶、甘草,也可局部用中成药锡类散、冰硼散、西瓜霜等。

(五)综合治疗

以身体衰弱、有免疫缺陷病或与之有关的全身疾病及慢性念珠菌感染患者,常辅以增强机体免疫力的综合治疗措施,如注射转移因子、胸腺素、干扰素、脂多糖等。补充铁剂、维生素 A 及多次少量输血等。

(六)预防

①积极治疗诱发本病的原发病如糖尿病及恶性肿瘤等。②合理应用皮质类固醇、免疫抑制剂及抗生素,需长期应用者应严密观察,警惕诱发本病。

五、口腔黏膜结核一例误诊误治

(一)病例资料

女,72 岁。主因胯部黏膜溃烂 6 个月入院。6 个月前因咳嗽、咳痰静脉滴注青霉素、吉他霉素(白霉素)后出现胯部黏膜溃烂,曾在他院诊断鹅口疮,对症治疗略有好转。此后溃疡逐渐加重,疼痛明显,严重影响进食,而求诊我院。无结核病史及结核病人密切接触史。查体:体温 36.2℃,呈恶病质,双肺呼吸音粗糙。愕部。舌、咽腭弓及胯垂黏膜呈弥漫性溃烂,表面凹凸不平,覆盖淡黄色分泌物,无明显充血,右上颌磨牙移行部有一约二。mxlcm 结节性溃疡,明显触痛。初步诊断:胯部糜烂原因待查。血白细胞 13.8×10/L。于右上颌移行部结节取活检,病理报告为胯部黏膜结核伴化脓性感染。X 线胸片示:①双肺炎症,慢性支气管炎,肺气肿;②双上肺结核。经抗感染及抗结核治疗后,症状好转。

（二）讨论

误诊原因分析。①对口腔黏膜结核的重视程度不够。近年来随着人民生活水平的改善,结核发病率降低,口腔结核更为少见,医生对该病从思想上没有引起足够的重视,只考虑常见病。②询问病史不详细,查体不够仔细。患者为老年女性,消瘦,伴咳嗽、咳痰,以口腔溃疡为第一主诉就诊,门诊医生先入为主,不再详细追问病史和查体,连右上颌移行部结节性溃疡亦未能发现。③忽视必要的辅助检查。对于长期不愈的口腔黏膜疾病仅凭肉眼是很难做出正确诊断的,其可能是局部因素引起,也可能是全身性疾病的局部表现,故应做必要的辅助检查及进一步全身检查。

防止误诊的几点建议,详细询问病史、仔细体检并进行必要的辅助检查,是减少误诊的重要措施。一般口腔黏膜疾病病人很难描述清楚病情,应通过细致检查确定病变的部位、范围、程度等,任何微小的疏忽都有可能遗漏关键性的诊断依据。对于经久不愈的口腔黏膜疾病,要通过涂片、细菌培养、细胞学检查及活检等辅助检查来确诊。对于较少见的病种,要请资深医师会诊。专科诊疗中应具有整体观念,尤其对于顽固性口腔黏膜病变,进行全身体格检查是很有必要的。

六、中西医结合治疗小儿球菌性口炎 87 例

我院自 1995 年 6 月—1996 年 12 月采用中西医结合治疗小儿球菌性口炎 87 例,与对照组 68 例比较观察,现将结果报告如下。

（一）临床资料

155 例门诊患儿经临床、实验室等检查,确诊为球菌性口炎。诊断标准参照《实用口腔科学》中球菌性口炎的诊断标准。随机分为治疗组 87 例,对照组 68 例。治疗组男 48 例,女 39 例,年龄 6 个月~8 岁,平均 2.6 岁。伴发热 67 例,其中 5 例伴有高热;对照组男 32 例,女 36 例,年龄 5 个月~7 岁,平均 2.7 岁,均伴有发热。两组血白细胞计数均 $>10×10^9/L$,中性粒细胞 $>63\%$。两组病例资料相似,具有可比性。

（二）治疗方法

治疗组和对照组均采用西药抗感染治疗。用青霉素 G 钠针,氯苄西林针等静脉滴注,每天 1 次,有时加用地塞米松针,或用安乃静针肌注退热等对症治疗。治疗组加

用中药,以清热疏风、凉血解毒为主,方用:生石膏30g,焦山栀、露蜂房各10g,藿香、防风、淡竹叶、生军各6g,生甘草5g,炒川连3g,黄芩、人中黄、人中白各12g,金银花15g。每日1剂,水煎2次,1天内分数次服完,疗程均为3~7天。

(三)结果

疗效评定标准。治愈:临床症状和体征消失,血常规检查正常;好转:临床症状和体征基本消失,血常规白细胞计数和中性粒细胞数接近正常;无效:未达到上述标准或加重者。结果如表2-5所示。

表2-5 两组病人治疗结果

组别	例数	治愈	好转	无效	总有效率(%)
治疗组	87	84	3	0	100
对照组	68	49	4	15	77.94

注:两组疗效对比P<0.101。

两组对比,治愈率、总有效率和无效率均有显著性差异($P<0.01$)。平均疗程分别为3.22天和4.36天,两组对比,治疗组明显优于对照组。

(四)讨论

球菌性口炎中医称为"口疮",可分为实证和虚证两大类。小儿以实证为多见。《圣济总录》说:"口舌生疮者,心脾经蕴热所致也。""两脏俱蓄热毒,不得发热,攻冲上焦,故今口舌之间生疮肿痛"。治疗以清散心脾伏火,方用泻黄散为主。清散脾经实热加川连、淡竹叶清心导热;黄芩、金银花清热解毒;人中黄、人中白、生军清热通腑;露蜂房清散风热。辨证用药、疗效显著。目前由于抗生素的广泛应用,病原体对药物的耐受性增强,有些病例在使用抗生素以后,疗效不佳。合用中药后,辨证施治,可以明显增强疗效,缩短疗程。

七、口腔黏膜给药的研究

口腔黏膜给药是药物经口腔黏膜吸收后,直接进入循环系统,避免胃肠道酶和酸的降解作用及肝脏的首过代谢作用。口腔黏膜给药可发挥局部或全身治疗作用,局部作用剂型多为溶液型或者混悬型漱口剂、气雾剂、膜剂、口腔片剂等,可用于治疗口腔溃疡、细菌或真菌感染,以及其他口腔科或牙科疾病。全身作用常采用舌下片、黏附片、贴膏等剂型。

(一)体内外评价方法

衡量口腔黏膜给药成功与否,必须建立合适的评价方法,评价方法包括体外法、在体法和体内法。体外实验一般采用新鲜离体动物黏膜在扩散池中进行。在体实验多用流通池法,大多实验测定的都是给药部位药物剩余量而不是进入血液循环的药量,但减少的药量并不能完全代表黏膜吸收量,渗漏、吞咽、上皮蓄积或重新分布、黏膜内生物转化等都会引起药量减少。体内实验血浓要与静注后血浓相比较并计算生物利用度。体外实验适宜于考察黏膜渗透机制等的基础研究,体内法用于检验制剂疗效,在体法兼有两者特点。

体外试验大部分的体外研究是通过使用动物模型进行的,体外实验一般采用新鲜离体动物黏膜在扩散池中进行。根据使用的膜类型不同分为以下几种。①类生物膜透过试验:目前,在国外一些新药临床前研究中采用一些类生物膜,例如,在美国上市的抗口腔溃疡药 Amlexanox oral paste,其临床前制剂评价就采用了醋酸纤维素膜和聚氯乙烯膜等多种合成材料模拟生物膜,以考察药物释放情况,并评价其有效性。②动物黏膜。采用动物黏膜透过性试验是最常用的体外评价方法,动物中仅有兔、猪、狗和猴的颊黏膜未角质化,与人相似,可以采用,但兔的未角质化黏膜很难通过手术取得,狗和猴试验成本较高,而猪黏膜由于价廉易得成为最适合进行透过性试验的动物黏膜。

在体外实验中,分离组织的完整性和存活能力直接影响试验结果。Dowty 等运用鼠颊黏膜三磷酸腺苷(ATP)水平衡量组织的存活能力,然而 ATP 水平的降低不能完全与组织渗透性相关,最有意义的仍然是组织实际的渗透能力。如果渗透能力在实验的 pH 值和温度下没有改变,那么就可以认为组织能够存活,它在透皮系统研究中应用广泛,但仍不太适合于口腔黏膜研究的广泛使用,但对于兔颊黏膜在 3 h 内它可以保持活力,并且提供可信的实验数据。颊黏膜细胞培养在研究颊黏膜给药的通透性和基质的体外模型中是有用的。然而,利用这些培养细胞进行颊黏膜药物转运的研究,细胞层数和脂质屏障结构必须有很好的分辨控制,目前还难以建立一个能完全模拟在体组织复杂情况的系统。这使细胞培养在颊黏膜给药研究中的应用并未深入。

体内试验,在体实验多采用流通池法。运用此方法可以衡量药物吸收动力学参数。将已知药物浓度的缓冲液 20~25 ml 放入口腔中作 60 次/分的颊和舌运动,5 min 或 15 min 后吐出溶液,然后用等量蒸馏水或缓冲液冲洗口腔,合并吐出液和冲洗液供含量测定用。原液中药物浓度与收集液中药物浓度之差为药物的吸收量。

在口腔黏膜给药中,还要考虑不能对黏膜产生刺激性和毒性,缓、控释剂型的出现使黏膜长时间与制剂接触,这个问题就更加重要。药物首次用于口腔黏膜时,应做客观检查如发红、电阻抗、镜检和主观检查如发调查表。体内刺激性实验多用鼠类为模型动物,给药一段时间后,作镜检和组织学检查。现在很多实验开始用猪、犬等黏膜与人更接近的动物,且它们便于饲养,经济。Draize 试验是测定黏膜刺激性毒性的标准化方法,但很多人对其道德性和科学性提出质疑,因此细胞培养等方法日益受重视,现有用鸡蛋绒毛膜尿囊(HETCAM)试验测定物质对绒毛膜尿囊内管的影响,该法已成功地用于检查牙用高分子的刺激性。

(二)细胞培养技术用于口腔给药研究

细胞培养系统包括外植体、常规分离细胞培养系统和细胞系 3 种。外植体是一种器官型系统,主要用于短期研究,原代培养外植体能够保持亲代组织原有的结构、细胞间作用、细胞与骨架的接触情况,所需条件高。分离细胞培养原代培养物可以提供大量纯粹的角细胞,且保留有更高的代谢活性。细胞系即克隆物,可传代多次而不丧失其组织学和生化特性。

鼠口腔上皮细胞外植体培养以往用于确定白色念珠菌移生在口腔上皮后形成的超微结构特征,这为口腔给予抗真菌药如氯己定、制霉菌素的体外评价提供了基础。鼠颊黏膜上皮分离细胞原代培养物因未完全角化而能近似地反映人口腔黏膜的表型特征,葡聚糖在此培养物上的通透性大于其亲代组织;不同的 β-肾上腺阻断剂也显示不同的通透性。人口腔癌细胞系 sqcc/γ1 被用作评估亚硝胺的细胞毒性和基因毒性。新近建立的人细胞系 TR146 形态学和生化性质都与正常人口腔上皮接近。但目前在细胞生长分化和表皮的通透性、代谢方面,还难以建立一个能完全模拟在体组织复杂情况的系统,人们希望得到一个多层的、更能代表细胞间屏障作用的组织。根据皮肤培养的经验,口颊上皮细胞培养需要进一步控制脂质代谢、细胞外骨架和在界面上的位置等条件,以获得令人满意的上皮模型。有报道采用 DispaseⅡ分离法的无血清培养技术,在短期内稳定地获得大量纯化的上皮细胞,可初步满足组织工程化黏膜的培养需要。口腔黏膜上皮细胞体外培养需要复杂的营养条件,应用无血清培养液能抑制成纤维细胞增殖,但培养液营养成分相对单一,尤其是缺乏对体外培养细胞有重要营养和保护作用的血清,影响传代细胞性状的稳定。也有研究采用含胎牛血清和多种添加成分的复合培养基培养口腔黏膜上皮细胞。在培养基中加入优质胎牛血清、多种促进细胞生长的复合添加成分,能促进上皮细胞体外增殖,延长传代时间,保护细胞不受外界因素影响,防止长期传代细胞发生变异,为进一步采用组织工程技术构建人体口腔黏膜组织奠定基础。但口腔黏膜上皮细胞体外培养较困难,需要进一步研究探索体外培养细胞的最佳生长条件和形态、特性的变化,以便获得更优良的种子细胞。

八、口腔黏膜黏附制剂研究概况

口腔黏膜黏附制剂是一类采用生物黏附聚合物制备的,固定于口腔黏膜的药物释放系统(Mucoad-hensive Drug Delivery Systems,MDDS)。此类制剂通过将特定的黏附剂型置于口腔黏膜的某一部位,药物经口腔黏膜吸收入血,发挥治疗作用。

增加制剂在黏膜上的滞留时间,提高吸收部位表面药物浓度,延长药物的作用时间,减少口腔环境对释放出来药物的影响,是提高疗效的关键所在。近年来,随着生物黏材料和缓控释工艺的发展,国内外在生物黏附与缓释相结合的方面有了较大发展。本文综述了口腔黏膜生物黏附制剂的特点、黏附材料的选择及近年来国内外口腔黏膜黏附制剂的研究概况。

(一)口腔黏膜黏附制剂的特点

1. 生物黏附性

传统的口腔黏膜给药剂型(如溶液剂,咀嚼片等)在口腔中滞留时间短,释放到唾液中的药物常随不自主的吞咽动作进入胃肠道,造成大部分药物未发挥作用。生物黏附材料制备的口腔黏膜黏附制剂有缓控释作用,增加了制剂在口腔内的停留时间,提高了药物与黏膜接触的紧密性,有利于药物吸收。

2. 避免首过效应

口腔黏膜能将药物直接吸收进入体循环,因此将易受肝或胃肠道中酶、酸降解的小分子药物、蛋白质、肽类或其他大分子药物,制成口腔黏膜黏附制剂,经口腔黏膜给药是一种较好的避免首过效应的方法。

3. 便于药物吸收

口腔黏膜比皮肤渗透性大几个数量级,而且黏膜血流丰富,药物易于透过吸收。

4. 渗透性高

口腔黏膜黏附制剂可单向释药,提高吸收程度,且可在制剂中加入酶抑制剂,改变局部组织性质,提高渗透性。

5. 使用方便

给药方便,剂型容易定位,移去制剂即可终止给药,与其他非胃肠相比,病人更易于接受。

(二)生物黏附材料、黏附机制及评价方法

1. 黏膜黏附机制

生物黏附材料不是直接与上皮表面发生作用,而是首先与覆盖在黏膜上的黏膜层

相互作用,黏液在黏附物与黏膜间起联系作用。Alka 和 Gandht 将黏附聚合物和口腔黏膜间生物黏附的形成概括为 2 个步骤。①由于黏附剂表面润湿或膨胀,使黏附剂和口腔黏膜紧密接触。②生物黏附剂渗透进入黏膜组织表面的缝隙中或聚合物链与口腔黏液间相互渗透,产生氢键结合,这种非共价性的相互作用在黏附剂和口腔黏膜表面形成了一个界层面,从而形成生物黏附。

2. 常用的生物黏附材料

生物黏附材料的选择是制备口腔黏膜黏附制剂的关键,理想的生物黏附材料应刺激性小,无吸收,性质稳定,有良好的生物相容性,能很好地黏附于口腔黏膜上,不受唾液分泌和口腔生理运动的影响,能保留较长时间。常用的生物黏附材料有天然和合成两大类。天然高分子材料有明胶、果胶、阿拉伯胶、海藻酸钠等;合成高分子材料有聚丙烯酸类(Polycarbophil)、羧甲基纤维素钠(CMC-Na)、羟丙基甲基纤维素(HPMC)、羟乙基纤维素(HPC)、聚乙烯吡咯烷酮(PVP)、聚乙二醇(PEG)等。

生物黏附材料的种类不同,黏附性也不同。阴离子型聚合物特别是羧基聚合物的黏附性最强,其次是中性聚合物,阳离子型聚合物的黏附性最低。有人对改良淀粉、Polycarbophil 和 CMC-Na 的黏附性进行了比较,结果表明 Carbopol934 的黏附性最强,其次是 CMC-Na 和 PEG,改良淀粉的黏附性最弱。

此外生物黏附材料的黏附特性,还与他们的相对分子质量有关,一般生物黏附材料的黏附力随着聚合物的相对分子质量的增加而增加。PEG 系列黏附性的顺序为 PEG3000 > PEG750 > PEG80,CMC-Na6000 的黏附性 > CMC-Na1000。但是相对分子质量达到 1.0×10^5 以上影响不大,如 Carbo-po1907 是线性高分子物质,相对分子质量为 4.5×10^5,Carbopo1910 和 Carbopo1934 是交链聚合物,相对分子质量分别为 7.5×10^5 和 3.0×10^5。实验表明,相对分子质量增高,黏附性降低,这可能是由于聚合物链透过黏膜网状结构的扩散力随相对分子质量增加而降低。

对生物黏附聚合物的结构进行改造可以改变它们的释药性和黏附性。PVP 是水溶性聚合物,黏附性较低,在 PVP 结构中引入疏水性的 C12 碳氢链,可以增加黏附性。黏附性的增加程序与引入碳氢链的数目有关,碳氢链与聚乙烯吡咯烷酮基比例为 1∶25,1∶50,1∶75 时黏附性增加较大,当比例为 1∶10 或 1∶100 时黏附性的增加程度较小。

3. 黏附性的评价方法

黏附制剂的黏附性可用分离力和黏附功来评价。分离力是将黏附片和黏膜完全分开时所用的力,黏附功是指分离过程所用的力对黏膜伸长量作图所得曲线下的面积。评价方法可分为体外实验法和体内实验法。

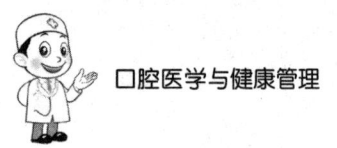

体外实验法是采用特殊装置测定黏附性,Smert 等使用扭力天平测定浸于黏液中的玻片以 1 min 速率下降时的最大黏附力,然后将玻片涂被测黏附材料,重复上述实验,两者黏附力百分比即为该黏附材料的黏附性能。体外实验只能评价黏附剂初始的黏附性,而不能评价其在口腔中的保留时间。

体内实验是将黏附片放在健康志愿者的齿根部位,药片使用前不湿润,使用时在黏膜上压迫 30 s,通过舌头的运动用唾液使药片湿润,测定黏附制剂在口腔内的保留时间。

(三) 口腔黏膜生物黏附制剂

1. 黏附片(Bioadhensive tablet)

包括整体型、包衣型和多层骨架片 3 种类型。黏附片的制备大多采用直接压片法。Voorpoels 等采用改良淀粉和聚丙烯酸树脂为基本辅料,加入 PEG 和 CMC – Na 等得到的混合物制备的睾酮黏附片,维持有效血药浓度可达 15 ~ 24 h。Bouckaert 等将米康唑、热改良淀粉聚丙烯酸等混合后采用直接压片法制备成缓释黏膜黏附片,并测定了给药后唾液中药物浓度,结果黏附片能使米糠唑的浓度在 10 h 内依然保持在最小抑菌浓度以上。

部分包衣片是将不与口腔接触的表面进行包衣,使药物单向释药,有效防止药物进入唾液,提高生物利用度。Iga 等将硝酸甘油和硝酸异山梨酯制成部分包衣片,结果在狗体内生物利用度分别提高到 102% 和 89%,恒速吸收近 10 h。多层黏附片一般有 2 ~ 3 层结构,由非黏附层(惰性层)和黏附层组成,可根据药物性质控制药物释放速度和方向。Nozaki 等制备了双层二硝酸异山梨酯颊膜释药系统,它由 D – 甘露醇和 PVP 组成速释层,15min 内可释放 20% 药物,而且 PVP 和聚丙烯酸组成的缓释层可保持有效作用时间达 12 h,本剂型与口服缓释片相比,人体生物利用度提高了 5 倍。

2. 口腔黏附膜剂和贴剂(Bioadhensive Films and Patches)

这两种剂型可克服黏附片与黏膜接触面积小,缺乏柔韧性等特点,常外加背附层以增大药物浓度梯度,并保护系统不受周围体液环境影响而延长黏附时间。

Danjo 等利用 HPC 和苯二甲酸 HPMC 为材料制备二硝酸异山梨酯黏附膜剂,缓释时间可达 6 h,加入甘草酸可以加快药物释放,吸收速率常数与溶出速率常数间良好的相关性。

生物黏附性颊膜贴剂是一种非常适合于口腔黏膜的给药系统,一般制成 1 ~ 3cm 椭圆球型,以便将其置于颊黏膜中,黏附剂型分为单向释药进入颊黏膜或双向释药进入黏膜和口腔黏附两种方式,其黏附部分可作为药物载体,也可以将载药非黏附层黏附在黏膜上。以天然亲水性聚合物明胶为黏附剂制成的盐酸羟考酮圆形小贴片对口腔黏膜无刺激性,黏附性好,口腔平均滞留时间为 4 h;将促甲状腺素释放激素(TRH)制成四层结构的颊贴附片,将其置于麻醉鼠颊膜上,发现可迅速刺激释放甲状腺刺激激素(TSH),30 min 后血浆中的 TSH 释放出来后进入了全身血液循环。此项研究为蛋白质和多肽类药物提供了一条很有希望的给药途径。

(四)生物黏附性凝胶

生物黏附性凝胶是以聚丙烯酸和聚甲基丙烯酸类聚合物为胶体材料,增加聚合物的用量可显著改善胶体的柔韧性,黏附性及流变学性质。Young 等研制出乙烯氨基甲酸乙酯水性胶体,可经口腔转运低分子多糖类、多肽类、蛋白质等药物,而且载药量高,释药时间可达 12 h。

(五)其他剂型

Bremecker 等使用已中和的聚甲基丙烯酸甲酯,设计维 A 酸的新型口腔黏膜黏附性软膏,治疗扁平苔癣。实验表明,本制剂在口腔中无局部刺激性,也无全身不良反应。Yamamoto 等制备了含有 HPC 和信氯米松的散剂,将其喷到鼠口腔黏膜上后,观察到它比溶液的滞留时间显著延长,2.5% 的信氯米松可滞留黏膜上达 4 h。

(六)展望

口腔黏膜黏附制剂以其独特的给药方式和吸收途径,为许多药物特别是容易在消化道灭活和首过效应大的药物提供了有效的给药方式,发展十分迅速。

今后的研究中,在生物黏附材料方面,应继续寻找黏附性强、刺激性小、物美价廉的黏附材料,合成新的高分子物质;或对已有的生物黏附剂进行结构改造,并注重对天然高分子物质的开发利用。在制剂方面,脂质体、微球、毫微粒和毫微囊也可作为药物载体用于口腔黏膜给药,但关于这方面的报道很少。这些载体表面积大,有利用与黏膜的接触;通过吸附或黏附可将颗粒固定在黏膜表面,提高口腔黏膜表面药物浓度,并且可以达到药物缓释的目的;同时还可通过包裹药物而有效防止唾液对易降解药物的影响,但是载体系统用于口腔黏膜给药作用缓慢,而需足够时间让载体与黏膜表面接触,作用位置无确定性,这些不利因素表明,此类载体系统用于口腔黏膜的给药尚需深入研究。

第三节　口腔黏膜变态反应性疾病

一、药物过敏性口炎48例诊治体会

药物过敏性口炎是口腔对某些药物的变态反应,以口腔黏膜损害为主。患者非常痛苦,有的不能进食、水,病情严重,必须尽早了解致敏的药物,及时治疗。近几年来笔者收治药物过敏性口炎48例,就其临床及治疗进行分析。

(一)临床资料

1. 一般资料

本组48例均住院治疗,男32例,女16例;年龄最小12岁,最大65岁,平均38.5岁。病损部位及表现:全口黏膜溃烂28例(58%),双侧颊部及口唇黏膜溃烂12例(25%),腭部咽部及舌溃烂8例(17%)。黏膜水肿破溃,形成不规则的较大糜烂或溃烂,表面假膜覆盖剧烈疼痛。48例中22例(46%)有严重的继发感染,口腔内流出脓性黏液,双侧颌下淋巴结肿大,伴有体温升高。口腔溃烂并有皮疹者34例(71%)。致敏药物有磺胺类18例(38%),解热镇痛药类14例(29%),中药8例(17%),苯巴比妥4例(8%),普鲁卡因4例(8%)。

2. 诊断

致敏药物引起的药疹可单独在口腔发疹,也可同时伴有皮疹,有时还可出现不同程度的全身反应。口腔病变多呈多形红斑样损害,分布广泛,患处口腔黏膜开始有烧灼感,随后出现多处红斑区、轻度溃烂,或者在红斑上起水疱或大疱,大疱迅速破溃,唾液增多,进食、水困难。唇红区可出现灼热、瘙痒、肿胀、脱屑、糜烂、出血,并常有血痂覆盖;如并发严重感染有全身反应如发热、头痛、头晕、关节痛及全身不适。口腔局部疼痛明显,并流出大量脓性黏液。由于药物过敏性口炎的病变损害变异较大,因此详细询问病史对明确诊断极为重要。尤其应弄清楚发病前数小时或数日的用药情况,往往可获得诊断的重要线索。药物过敏试验如划痕、皮内或被动转移试验有助于诊断。

3. 治疗

(1)治疗原则

①停用可疑药物;②脱敏治疗;③维生素类药物;④增强免疫功能;⑤防止继发感染;⑥局部止痛。

(2)具体治疗

①苯海拉明 25～50 ml 或马来酸氯苯那敏 4mg,每日 3 次口服;10% 葡萄糖酸钙 10～20 ml,每日 1 次静脉注射;泼尼松 10mg,每日 3～4 次口服;有严重继发感染不能口服药液者,给氢化可的松 100mg,每日 1～2 次静滴;②青霉素 480 万 IU 静滴每日 2 次或红霉素 0.9g 静滴每日 1 次;③维生素 C200～300mg,复合维生素 B2 片口服每日 3 次;④如不能进食水,给大量补体液体;⑤转移因子胶囊 2 粒,每日 3 次;⑥止痛药物漱口,如多贝氏液漱口,每日 4～6 次,注意口腔护理。

(二)讨论

本组 48 例药物性口炎均有明确的服药史,多在服药后数小时内发生,诊断不难。不少患者伴有皮疹,表现为丘疹、斑疹、水疱等。伴有严重感染的患者全身反应明显,如发热、头痛、头晕、关节痛,口腔局部疼痛剧烈,并流出大量脓性黏液。有药物变态反应时,血常规检查白细胞计数高低不定,嗜酸细胞不一定增高。药物过敏试验,如划痕、皮内或被动转移试验有助于诊断。

常见的致敏药物很多,本组磺胺类过敏 18 例,占首位;其次是解热镇痛药类,对中药过敏报道较少,本组 8 例均是对治疗皮肤病的中药过敏,临床表现很严重,除口腔黏膜严重损坏外,也出现皮疹,因口腔溃烂明显,不能进食、水,流出大量脓性黏液,追问服药史,均是个体户的家传秘方,药名不详,服药时间最长 20 d,最短 2 d。

本组药物过敏性口炎经局部及全身治疗均获良好效果,治疗 3～4 d 症状减轻,5～7 d 愈合,最长不超过 10 d。

二、过敏性接触性口炎的诊断

过敏性接触性口炎(Allergic Contact Stomatitis,简称 ACS)指过敏体质者口腔黏膜接触体外过敏源后导致的口腔局部炎症性反应。由两方面因素决定:①抗原物质的刺激,即抗原必须接触口腔黏膜才能致病;②机体的免疫反应,即发生反应的个体必须为过敏体质者。过敏体质可能来自于遗传,也可来自于遗传因素的人群。由于口腔黏膜对外来侵袭的抵抗力相对较强,因而过敏性接触性口炎并不多见,但随着食物及其添加剂,口腔护理用品,治疗药物的多样化,齿科材料应用的发展,该病发病率呈上升趋势。本病的正确诊断及致敏原的判断是该病治疗、预防的关键。本节就过敏性接触性口炎的临床诊断及其最新进展进行综述。

(一)发病机制

过敏性接触性口炎多属于Ⅳ型变态反应即迟发型变态反应,或是Ⅳ型为主的混合型变态反应,由效应 T 细胞和相应抗原作用后引起,以单核细胞浸润和组织细胞坏死为主要特征的炎症反应。体外抗原进入机体后经抗原呈递细胞(APC)的加工处理,使具有相应抗原受体的 CD+4Th 细胞和 CD+8CTL 细胞活化,这些活化的 T 细胞在 IL2 和 IFNγ 等细胞因子作用下增殖分化成效应 T 细胞和静止的记忆 T 细胞,从而达到 T 细胞的致敏;当致敏的机体再次接触相应抗原时,抗原特异性记忆 T 细胞可迅速增殖分化为效应 T 细胞,作用于靶细胞而引发炎症反应。此类型反应发生缓慢,通常需 24~72 h 方可出现炎症反应,为迟发型变态反应。

1. 病因

经临床病例报道的过敏物质种类较多,食物;调味品;化妆品有唇膏、护肤品。口腔洗漱用品:牙膏、漱口水、牙齿清洁剂。口腔内科用材料有:银汞合金、丁香油酚、多聚甲醛、有机黏接剂、橡胶手套、橡皮防水障。修复材料有:金属冠、支架(多为镍、钯)、丙烯酸类化合物(全口、活动义齿)、印模材料。正畸材料有:正畸用橡皮圈、咬合垫、金属弓丝。外科材料有:外科碘仿敷料。药物局部使用有:抗生素、麻醉剂、防腐剂、皮质类固醇等。

2. 临床表现

临床诊断是在详细了解和观察病情的基础上推断出来的,基本方法包括:病史采集、体格检查、实验室检查及各种辅助检查。

3. 病史的询问对该病的诊断至关重要,特别是过敏史、药物史、个人史。

(1)该病的病史特点

①发病较慢,常为接触过敏源 24~72 h 才可出现症状。

②病变常与饮食(特别是食用某种食物后)、用药史、口腔治疗、口腔护理在时间上有一定的关系。

③常有口腔局部烧灼感、疼痛、感觉异常、麻木、味觉异常、唾液增多、口周发痒等自觉症状。

④常有既往过敏史,或者以往有接触性皮炎病史。

⑤脱离致敏原后症状减轻和消失。

(2)常见口腔损害形式

①病变首先发生于过敏原所接触的部位,之后也可向周围扩展。

②病变形式:轻者黏膜肿胀发红,或形成红斑;重者发生水疱、糜烂或溃疡,甚至组织坏死,表面渗出形成伪膜覆盖。

③苔藓样改变:临床上银汞合金充填或行金属冠修复的牙齿,所对黏膜上或牙龈

上可见白纹样改变,患者常有烧灼感或刺痛感,很少见溃疡、糜烂。

④在口腔治疗过程中因接触乳胶手套、橡皮防水障而诱发接触性荨麻疹,表现为唇、舌、颊黏膜明显肿胀,牙龈突发性剧烈瘙痒,重者出现上呼吸道阻塞。这类患者常为遗传性过敏体质者。

⑤部分患者同时伴有不同程度的皮肤损害。

4. 组织病理

表现为急性炎症变化,可见组织水肿、血管扩张、有炎症细胞浸润。苔藓样变时可见淋巴细胞带状浸润,基底细胞层空疱变性和坏死。

5. 特殊检查

(1) 斑贴试验

斑贴试验是诊断过敏性接触性皮炎和口炎的重要检测手段,可用来确定可疑的抗原。取一定量适当浓度(以不引起激惹反应为准)的可疑抗原物质置于可吸收的药垫上,然后用密闭的不过敏的条带封贴在口腔黏膜或皮肤上,因为皮肤跟黏膜有相同的致敏风险。黏膜为24h(皮肤48~72h)后观察结果,患者有瘙痒感觉,试验部位出现红斑、肿胀、水疱、湿疹为阳性结果。该法操作简单、安全、结果可靠,是目前临床上诊断ACS以及ACD最为科学、客观、实用的方法。使用之前应排除其他口炎的可能性,并保证患者近期不曾服用抗组胺药和皮质类固醇药物。

(2) 口腔刺激试验

将抗原置于黏膜、结膜、支气管、胃肠道,并人为控制其剂量,重现患者反应症状或体征的方法。口腔刺激试验可以用来诊断食物过敏,更重要的是用来验证其他试验方法的可靠性。当临床上考虑为食物过敏而其他试验方法结果为阴性时,可以考虑用该法对患者病情做重新评价。通常为安慰剂对照,单盲或双盲试验。将可疑食物置于可溶胶囊中,每个胶囊含500~600mg,服用10~12粒仍未出现症状结果考虑为阴性;如果预计反应损害较大,起始量应为10mg,每隔60~90 min,剂量增倍,直到症状出现或达到最大剂量(8~10g)。该试验的特异性很高,但敏感性还不能完全确定,因为它不能完全重现患者每天食物与黏膜的接触。该试验对非甾体类抗生素抗原和食物添加剂也有很高的特异性。但该试验会带来较大的不适,甚至危险,除食物过敏者外很少应用。

(二) 血清学试验

(1) 放射免疫吸附试验(PRIST)

用来测定人血清IgE浓度。正常人血清IgE浓度为60 ug/L,上限为900 ug/L。

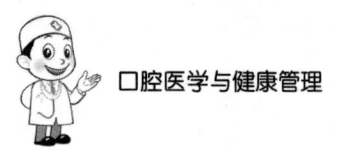

过敏患者的 IgE 平均浓度也常位于正常浓度范围内,因而没有诊断价值,最高浓度对诊断有一定帮助。如果 IgE 浓度非常低(<50 ug/L),可以排除过敏可能(除青霉素、昆虫毒液等特殊抗原外);如果 IgE 浓度超过 900 ug/L,可以认为过敏反应的可能性很大,但是特异抗原的敏感性检测试验仍需进行。

(2)放射性过敏源吸附试验(RAST)

用来测定针对抗原的特异性 IgE 抗体,相对于 PRIST 其特异性,敏感性都强于后者,可以很好地验证皮肤刺激试验,但是敏感性还是低于刺激试验,超过 25% 的刺激试验阳性患者 RAST 检测为阴性。该试验在抗原物质的标准化上有很大价值,可以作为一种手段抑制标准抗原与特异性 IgE 抗体的反应。同时在皮肤试验结果不可靠或患者有严重的皮肤划痕现象或全身性皮炎而不能停用抗组胺药物时,可以代替皮肤刺激试验。同时也针对那些有恐针症或不配合的患者。但是 RAST 作为一种血清学试验特异性,敏感性都低于皮肤刺激试验。

IgG、补体、免疫复合物的检测也有报道用于过敏反应的诊断,但是尚未被证明有临床价值。

(3)淋巴细胞转移试验

细胞介导的反应可以在实验室组织培养基里得到观察。近年来大量文献报道该试验用于药敏试验的诊断,其数据的可靠性得到了实验室的证实。此外还有淋巴细胞亚型的测定,细胞毒性试验也用于过敏反应的诊断,但其临床价值尚未得到证实。

(三)鉴别诊断

口腔黏膜的化学性损伤,因接触物具有明显的刺激作用和细胞毒性作用,一般发病较 ACS 早,如强酸、强碱、醛类等化学物质。仔细询问史,鉴别不困难。

念珠菌性口炎,该病好发于老人及婴幼儿,病损常伴有假膜,可以拭去,抗真菌治疗有效。而 ACS 中苔藓样白色损害不能拭去。病损部位的细菌培养有助于两者鉴别。

疱疹性龈口炎,该病发作常伴有全身症状,病损初起为单个小水疱,后破溃,小溃疡易相互融合形成不规则溃疡。过敏性口炎可伴有大疱、红斑、溃疡面积常较大,但无成簇融合的特点。

扁平苔藓,主要与 ACS 的苔藓样反应鉴别,ACS 的病变常可发现局部刺激因素,而扁平苔藓可以无局部刺激因素,常双侧发生。

三、血管性水肿

血管性水肿也称巨大荨麻疹、血管神经性水肿或 Quincke 水肿。目前,临床上将本病分为三类,即特发性血管性水肿、遗传性血管性水肿(HAE)及获得性血管性水肿(AAE)。

(一)病因与发病机理

特发性血管性水肿的病因同荨麻疹,主要由药物、食物及吸入物等引起,上述因素通过免疫或非免疫机制作用于机体肥大细胞,使之脱颗粒释放组胺及其他活性物质,或直接作用于真皮深部及皮下血管,引起血管扩张、通透性增加,继之形成疏松组织水肿而发病。

HAE 及 AAE 均系与 C1 抑制物(C1-INH)有关的血管性水肿。HAE 分两型:Ⅰ型系机体 C1-INH 合成障碍所致;Ⅱ型系机体 C1-INH 功能障碍所致。AAE 也分两型:Ⅰ型系机体抗独特型抗体所致;Ⅱ型系抗 C1-INH 自身抗体所致。HAE 属常染色体显性遗传性疾病,其发病与 11 号染色体上编码 C1-INH 的一个等位基因 DNA 顺序异常有关,Ⅰ型 HAE 占 HAE 患者的 85%,其血浆中 C1-INH 蛋白水平明显降低,仅为正常人的 5%~30%。研究发现,C1-INH 基因含有若干拷贝的 ALU 顺序,在减数分裂过程中,这些重复的 ALU 顺序参与了不等交换或基因重叠,ALU 顺序失配发生外显子之间的重组,从而引起 C1-INH 基因转录翻译的改变,使 C1-INH 合成障碍而引起 C1-INH 水平下降。Ⅱ型 HAE 占 HAE 患者的 15%,其 C1-INH 量正常或增加,但功能显著降低。其发病机理可能是由于 C1-INH 基因在反应中心位或远离中心位的碱基位点突变或编码某个氨基酸的基因丢失,使维持 C1-INH 蛋白功能和构象的某个氨基酸丢失或被更替,引起 C1-INH 功能障碍。AAE 患者的 C1-INH 基因正常,无阳性家族史,血清中 C1-INH 量正常且功能完整,但其 C1q 水平降低。Ⅰ型 AAE 与淋巴细胞增生性疾病相关。研究发现,由于单克隆 Ig 独特型与抗独特型抗体结合形成免疫复合物,激活 C1,使 C1-INH 大量消耗而致 AAE。Ⅱ型 AAE 患者体内可测到抗 C1-INH 抗体,为 IgG 或 IgA 类,其与 C1-INH 反应需要反应中心位正常 Arg44 残基的存在,提示其抗原决定簇可能位于 C1-INH 的反应中心部位。

(二)临床表现

特发性血管性水肿为急性局限性水肿,除真皮外,皮下组织也可发生水肿。水肿多限于某一部位,表现为大片浮肿性斑块,非凹陷性,皮肤张紧发亮,淡红色或正常肤色,边缘多不清,自觉有不同程度的瘙痒或麻木、紧张感。水肿好发于组织松软处,如眼睑、唇、外阴,肢端、头皮、舌、喉等部位亦可发生。病变多于发生后 2~3 天自行消退,消退后不留痕迹,但亦可反复发作。发生于咽喉部者可引起咽部不适、声音嘶哑、憋气甚至窒息,应密切注意,及时处理。本病多合并荨麻疹,一般无全身症状。

HAE 好发于儿童或少年,皮损表现为局限性水肿性斑块,具有发作性、反复性、非凹陷性的特点,多不伴荨麻疹,一般无痒感,发作间隔时间不一,短者几天,长者可达数年。每次发作时间一般为 2~3 天。全身均可累及,但以四肢、面部多见。累及胃肠道时可出现腹部绞痛、胀满、恶心、呕吐等症状,严重时可出现脱水、血压降低等,查体可发现腹部压痛明显,但无肌紧张及反跳痛、肠鸣音减弱。累及咽喉部时可出现憋气、声音嘶哑等。据统计,因窒息死亡的 HAE 占喉水肿病例的 26%。HAE 用糖皮质激素及抗组胺药治疗无效。轻微外伤刺激可诱发本病发生。AAE 的临床表现与 HAE 类似。

(三)实验室检查

特发性血管性水肿患者的实验室检查结果多无特征性的异常改变。Ⅰ型 HAE 患者的血清 C4、C1-INH 均降低,发作时 C2 亦降低,但缓解期多正常;Ⅱ型 HAE 患者的血清 C1-INH 正常,但功能下降,C4 降低。AAE 患者血清可测到抗 C1-INH 抗体,C1q 水平降低。组织病理学检查可见真皮及皮下组织水肿,毛细血管和小静脉扩张,发作时毛细血管内皮可有间隙。

(四)诊断与鉴别诊断

根据皮疹特点及实验室检查,本病不难诊断。需鉴别的疾病有以下几种。①慢性丹毒:发作时局部有热感,甚至体温升高,皮疹消退慢,抗生素治疗有效。②面部皮肤恶性网状细胞增生症:常为一侧面部或上唇持续性肿胀,表面皮肤多正常,无明显自觉症状,病理学检查有助于鉴别。③皮肤淋巴细胞浸润:好发于面、颈、背部,皮疹初为淡红色或红褐色扁平丘疹,后可融合成斑块,可自行消退,易复发,组织病理学检查有助于鉴别。

(五)治疗

特发性血管性水肿的治疗同荨麻疹,可采用以下药物:①抗组胺类药物:常用的有赛庚啶、阿司咪唑、氯雷他定等,可一种或两种联合应用。②糖皮质激素:多用于皮疹范围大且症状明显者。③其他如菌苗、蜂毒、组胺球蛋白等均可应用。④出现喉头水肿时应及时给予 0.1% 肾上腺素 0.5~1 ml 皮下注射,必要时可重复应用(有心血管疾病者慎用),同时吸氧、静脉应用糖皮质激素等,若症状改善不明显可行气管插管或气管切开。

HAE 的治疗分长期和短期治疗两种,视具体病情而定。长期治疗适用于频繁发作的病例,尤其是反复发生喉头水肿者,常用药物有:①同化激素,不仅能有效地控制发作,而且能纠正 C1-INH 缺陷,并使 C4、C2 水平相应提高。常用丹那唑、司埋唑醇等;②抗纤溶药物,可通过抑制纤溶酶原的活化和抗纤溶作用抑制 C1 活化。常用 6-氨基己酸、氯甲环酸等。短期治疗常用于某些可能诱发水肿的手术(如拔牙)前。可于术前 1~2 天输入血浆,以提高 C1-INH 水平,也可用 6-氨基己酸或同化激素纠正 C1-INH 异常。出现呼吸道梗阻时应及时施行气管插管,必要时行气管切开,肾上腺素、糖皮质激素及抗组织胺药常不能有效地缓解呼吸道梗阻症状。腹痛剧烈者可应用止痛剂。AAE 的治疗可试用糖皮质激素及抗组织胺药物。

四、口腔黏膜促透剂研究进展

与传统口服给药方式相比,口腔黏膜给药方式具有起效快酶活性低、给药方便等优点。口腔黏膜黏附制剂是以生物黏附材料作为药物载体,通过生物黏附作用长时间黏附于口腔黏膜而发挥疗效。通过将剂型特定黏附于口腔黏膜的某一部位,可以增加制剂在黏膜上滞留的时间,提高吸收部位表面药物浓度,延长药物作用时间,减少口腔环境对释放药物的影响,并且具有一定的缓释作用。

1847 年,Sobrero 等首次报道了硝酸甘油经口腔黏膜吸收进入人体血液循环系统;1879 年,硝酸甘油舌下给药成功地用于临床治疗严重心绞痛患者。近年来,口腔黏膜黏附给药剂型在止痛剂、镇静剂、心血管药物、糖尿病药物等方面开始得到广泛的研究。

口腔给药的主要问题是口腔黏膜的屏障作用和有限的吸收面积。口腔黏膜作为口腔内第一道天然屏障,其首要作用就是保护口腔内组织不受外源性物质的侵害,因此也会阻碍药物的透过。为了使药物能够透过口腔黏膜进入毛细血管,增加药物的透皮量以达到药物的治疗浓度,透皮吸收促进剂目前被广泛应用于口腔黏膜黏附制剂中。口腔黏膜吸收促进剂(简称促透剂)是一种能可逆地改变口腔黏膜角质层屏障作用以促进药物的透黏膜吸收,而不对口腔黏膜形成严重刺激和损害的化学物质。目前,关于鼻黏膜、皮肤和肠黏膜等的促透剂已有大量文献报道,关于药物透过口腔黏膜吸收的评价方法和模型却还不完善。笔者综述了近年来口腔黏膜促透剂的应用研究进展,以期能够为合理应用促透剂提高药物生物利用度提供参考。

(一)给药机制口腔黏膜结构基底层黏膜固有层上皮层黏膜下层口腔黏膜

口腔黏膜的生理结构口腔黏膜厚度约为 500~600 μm,被覆于口腔表面,由上皮层、基底膜和黏膜固有层构成。其中基底膜厚 1~2 μm,具有选择通透性,能滤过大分子物质,起连接和支持作用;固有层为致密结缔组织,含丰富的毛细血管和神经末梢。

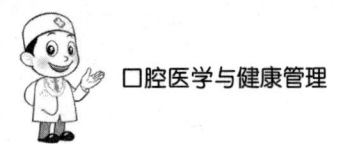

不同部位、结构和面积的黏膜对药物的透过性不同。口腔黏膜分为角化上皮和非角化上皮:齿龈和硬腭表面由角化上皮组成,颊、舌下及软腭上皮未角化,舌背部的黏膜兼具角化与非角化两种性质。角化上皮构成口腔保护屏障,而颊黏膜和舌下黏膜上皮均未角化,利于药物吸收,是口腔黏膜给药的常用部位。舌下黏膜上皮层厚度低于颊黏膜,且通透性较高,对于合适的药物有较好透过性,但因唾液的冲洗作用,该处不适用于缓释剂型。舌下给药对小分子量药物具有较好的吸收率和生物利用率,但是不适合持续给药;而颊黏膜渗透性较舌下黏膜稍弱,但更适合持续给药。

药物透过口腔黏膜的途径大量研究结果表明,口腔上皮在其表层约1/3处颗粒层细胞中,由膜被颗粒排出的脂质构成屏障层。该屏障层阻碍能力弱于角质层,是药物透过非角化口腔黏膜的主要障碍。药物穿过口腔黏膜主要存在两条途径,即跨细胞膜途径和细胞旁路途径。口腔黏膜上皮为典型的复层鳞状上皮,细胞膜亲脂,上皮细胞内部为亲水的细胞质,外部分布着由膜被颗粒排出的偏极性脂质。这些脂质通常为无定形态,偶尔也会出现短棒状的脂质板,脂质外部包围着亲水性的细胞间基质。脂溶性较强的药物易于穿过脂质,通常为跨细胞膜途径,而水溶性药物偏向于细胞旁路途径。

(二)口腔黏膜促透剂

在上皮屏障、上皮内屏障、基底膜屏障等作用下,口腔黏膜阻碍药物进入人体血液循环,其低通透性可通过加入促透剂、采用A超微结构B转运途径口腔颊黏膜上皮细胞的超微结构及药物转运途径与极性基团相互作用极性促透剂长链非极性促透剂与非极性基团相互作用促透剂作用机制亲脂性通路药物透皮吸收途径,促透剂作用机制物理促透或提高药物稳定性等方法来改善,其中加入促透剂是目前解决口腔给药吸收问题的最主要方法。口腔黏膜与皮肤的结构较为相近,因此口腔黏膜促透剂大多选用已经在透皮或其他黏膜给药系统中考察过的促透剂。目前常用种类包括天然促透剂、化学促透剂和复合促透剂等。许多学者进行了化学促透剂作用机制研究,其机制可能是:与角质层细胞间脂质相互作用,破坏其结构高度有序性,以增强跨角质层细胞膜扩散性;与角质细胞的胞内蛋白相互作用以增强跨细胞渗透性;增加药物进入角质层的分配系数;亲水性促透剂与脂质极性基团相互作用,扰乱脂质的高度有序结构,易化亲水性药物扩散,同时影响脂质疏水部分,在这些双分子层区域引起重排,也能促进亲脂性药物的渗透作用;亲脂性促透剂与脂质双分子层中的烃链相互作用。增加烃链流动性,打乱脂质双分子层结构,促进亲脂性药物的渗透性。这些改变同时影响极性基团的排序,使得亲水性药物的渗透性增强。

(三)常用促透剂

表面活性剂类主要有十二烷基硫酸钠、聚乙二醇-9-十二烷基醚、山梨醇月桂酸酯、月桂酸甘油酯、吐温20、吐温80等。ShidhayeSupriya S等研究不同的透皮促进剂(月桂基硫酸钠、苹果酸、水杨酸钠和胆汁盐)对普伐他汀钠透过颊黏膜的影响。结果表明,月桂基硫酸钠能够扰乱细胞间流路,显著增强亲水性药物的细胞旁路运转。表面活性剂具有维持药物释放和促进渗透的作用,通常的作用是增加药物的溶解性及赋予胶黏剂水可洗去性。离子型的表面活性剂的促透作用优于非离子型表面活性剂,但对皮肤刺激性和损伤较大,不易被人接受。其机制可能是扰乱磷脂酰基链;抽提细胞膜蛋白质和脂类;增强多肽类药物溶解性。

胆盐类主要有脱氧胆酸钠、甘胆酸钠、牛黄胆酸钠等。甘氨脱氧胆酸钠(GDC)在100 mmol/L浓度下能促进硫酸吗啡透过牛颊黏膜,通过光学和电子显微镜研究,证实其作用机制是GDC溶解上皮细胞间脂质,增强细胞间通路。

醇类主要有乙醇、丙二醇等。醇类促透剂能增强药物经磷脂途径的渗透。其一方面可作为药物的溶剂,增加药物的溶解性,常用于复合促透剂;另一方面能够萃取部分磷脂。丙二醇对亲脂性药物的促透作用较好。

脂肪酸主要有油酸、亚油酸、月桂酸等短链脂肪酸等。褚爱武等对油酸经皮促透作用的微观机理进行研究,研究结果表明透皮促进剂油酸的主要作用机理是破坏角质层类脂形成的膜结构,在角质层细胞间产生腔隙,以此增加药物在表皮的通透性。此类促透剂 主要通过干扰磷脂酰基链来实现促透作用。

萜烯类主要有薄荷醇、冰片、当归挥发油、樟脑、龙脑、α-蒎烯等。萜烯类促透剂具有促透能力强、毒性低的特点,可改善皮肤通透性,基于类似"相似相溶"原理,对亲水、亲脂药物均有促渗作用。

环糊精主要有α-环糊精,β-环糊精和γ-环糊精、甲基化β-环糊精等。通常环糊精通过提高药物稳定性、增加药物溶解度及黏膜透过性,促进药物吸收。

螯合剂主要有乙二胺四乙酸(EDTA)、枸橼酸、水杨酸盐等。EDTA与钙离子螯合,能特异性促进药物通过细胞旁路途径吸收。

壳聚糖包括壳聚糖盐、三甲基壳聚糖等。He等的研究结果表明,壳聚糖及其衍生物通过改变角质层中的水含量,角蛋白的二级结构,细胞的膜电位和流动性促进药物的透皮吸收。并且由于其分子量大,除角质层以外几乎不能渗透到其他的皮肤组织中,可避免带来一些不必要的不良反应。

Azone该类物质的促透机理是增加角质层细胞间磷脂双分子层的流动性,扰乱脂质结构从而形成通道,并且氮酮和丙二醇以适当比例混合能够促进亲脂性药物的渗透。

(四)小结

口腔黏膜给药方式是新兴的研究热点,具有起效快、避免首过效应和患者顺应性好等优点,促透剂能够增加药物的口腔黏膜透过率,对于口腔给药的临床推广具有重要意义。根据药物的结构特性不同,促透剂对其的促透机理也复杂多变。目前,化学促透剂应用最为普遍,但当用量较大或长时间使用含有这些成分的制剂时会引起毒副作用;天然促透剂如挥发油及植物油等萜(烯)类化合物,作用于黏膜后可不同程度地改变其理化性质及正常生理结构,但同时具有起效快、效果好、可逆速度快等优点。近年来研究发现,两种甚至多种促透剂联合使用可以取得优于单一促透剂的经皮渗透效果,可减少促透剂的使用量,降低不必要的毒副作用,同时增加主药利用率。因此,今后研究方向应为寻找药物最适促透剂,以及对复合促透剂的研究。